I0051848

GUIDE

POUR

L'EXAMEN PRATIQUE

DE

L'URINE

A l'usage des Médecins et des Étudiants

PAR

LE DOCTEUR JAMES TYSON

PROFESSEUR DE CLINIQUE MÉDICALE A L'UNIVERSITÉ DE PENSYLVANIE
MÉDECIN DES HÔPITAUX DE PHILADELPHIE
ASSOCIÉ DU COLLÈGE MÉDICAL DE PHILADELPHIE, ETC., ETC.

HUITIÈME ÉDITION REVUE ET CORRIGÉE

TRADUCTION DE MM.

E. GAUTRELET

CHIMISTE-BIOLOGISTE A PARIS ET A VICHY
LAURÉAT DE L'ACADÉMIE DE MÉDECINE
ET DE L'INSTITUT

A.-S. CLARKE

DOCTEUR EN MÉDECINE A PARIS

PARIS
SOCIÉTÉ D'ÉDITIONS SCIENTIFIQUES
4, rue Antoine-Dubois, 4

1895

T 118
a
284

Les personnes qui boivent de l'Eau de

VICHY

feront bien de se méfier des substitutions auxquelles se livrent certains commerçants et de toujours désigner la Source.

VICHY-CÉLESTINS
VICHY-GRANDE-GRILLE
VICHY-HOPITAL

LES SEULES PUISÉES SOUS LA SURVEILLANCE DE L'ÉTAT

Le nom de la Source est reproduit sur l'étiquette et sur la capsule

Les Seules véritables Pastilles de Vichy sont les

PASTILLES VICHY-ÉTAT

Les seules fabriquées avec les Sels réellement extraits des Eaux de Vichy dans les laboratoires de la Compagnie fermière des Sources de l'État, vendues en boites métalliques scellées :

5 francs, 2 francs, 1 franc

SEL VICHY-ÉTAT
pour préparer l'Eau de Vichy artificielle

La boite 25 paquets.. **2 fr. 50** | La boite 50 paquets..... **5 fr.**
(Un paquet pour un litre d'eau). Exiger *Sel Vichy-État.*

COMPRIMÉS DE VICHY
Fabriqués avec les Sels Vichy-État
2 fr. le Flacon de 96 Comprimés

Eau Minérale Ferrugineuse Magnésienne
DE

BRUCOURT

Souveraine dans l'**Anémie**, la **Chlorose**, le **Lymphatisme** et le seul ferrugineux ne

CONSTIPANT JAMAIS

TYSON

—

EXAMEN PRATIQUE

DE

L'URINE

—

TRADUCTION DE MM.

E. GAUTRELET ET A.-S. CLARKE

T d 118
284

GUIDE

POUR

L'EXAMEN PRATIQUE

DE

L'URINE

A l'usage des Médecins et des Étudiants

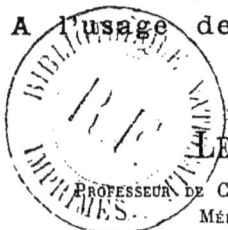

PAR

LE DOCTEUR JAMES TYSON

PROFESSEUR DE CLINIQUE MÉDICALE A L'UNIVERSITÉ DE PENSYLVANIE
MÉDECIN DES HÔPITAUX DE PHILADELPHIE
ASSOCIÉ DU COLLÉGE MÉDICAL DE PHILADELPHIE, ETC., ETC.

HUITIÈME ÉDITION REVUE ET CORRIGÉE

TRADUCTION DE MM.

E. GAUTRELET

CHIMISTE-BIOLOGISTE A PARIS ET A VICHY
LAURÉAT DE L'ACADÉMIE DE MÉDECINE
ET DE L'INSTITUT

A.-S. CLARKE

DOCTEUR EN MÉDECINE A PARIS

PARIS

SOCIÉTÉ D'ÉDITIONS SCIENTIFIQUES

4, rue Antoine-Dubois, 4

1895

PRÉFACE

Parmi les rares publications en langue anglaise ayant exclusivement trait à l'analyse des urines, il en est une le « Guide to the practical examination of Urines for the use of Physicians and students », du professeur Tyson de Philadelphie, qui, par suite de l'important succès qu'elle a obtenu — huit éditions — dans l'Amérique du Nord et l'Angleterre, se recommande tout particulièrement à l'attention du corps médical français.

De fait, ce petit Traité d'Urologie justifie absolument son titre.

Par les détails minutieux dans lesquels entre l'auteur au sujet des procédés analytiques qu'il recommande, c'est certainement un excellent « Guide » pour l'étude des urines.

La simplicité des méthodes préconisées donne à ce Guide, et au plus haut point, cet esprit pratique que l'on sait d'ailleurs caractériser les nations de race anglo-saxonnes tout entières.

La question de l'examen des urines y est, aux points de vue chimique, physique et physiologique, traitée aussi « complètement » que possible pour les limites du cadre d'un guide pratique destiné à se trouver surtout entre les mains de médecins et d'étudiants, de même que cette édition a été particulièrement remaniée de façon à la mettre au niveau des connaissances biologiques actuelles.

Enfin, les médecins praticiens y trouveront au point de vue séméiologique, et présentés d'une façon succincte mais tangible à l'esprit, des enseignements syndromiques nombreux et d'une réelle portée clinique.

Peut-être les chimistes purs penseront-ils que ce livre est parfois un peu naïf par suite de certaines explications terre-à-terre dans lesquelles entre l'auteur pour l'organisation du travail ou pour les manipulations elles-mêmes.

Nous dirons toutefois, à cet égard, qu'il ne faut pas oublier que si ce traité d'urologie peut s'adresser aux biologistes et aux pharmaciens, c'est-à-dire à des personnes ayant déjà une habitude du laboratoire, il est surtout destiné à guider des étudiants et des médecins, pour lesquels nous croyons qu'aucun détail de manipulations ne doit être omis sous peine de compromettre l'interprétation des résultats obtenus.

Quoi qu'il en soit, nous avons cru devoir maintenir dans toute son intégrité le texte de M. le professeur Tyson, pensant ainsi démontrer à nos lecteurs quelle conscience et quel soin jaloux d'instruction l'auteur apportait à l'exposition de son cours, dont le présent volume n'est que la rédaction.

Nous espérons donc qu'on nous sera reconnaissant d'avoir donné la traduction de ce livre du professeur Tyson.

Nous croyons, en effet, en avoir fait la traduction fidèle : aucun détail, si minime soit-il, n'ayant été omis dans sa présentation aux médecins de langue française, d'une part.

Et, d'autre part, cet ouvrage qui est déjà entre les mains de la plupart des membres du corps médical de la Grande Bretagne, comme des États-Unis d'Amérique, n'offre aucun similaire dans la littérature scientifique de notre pays, de même qu'il n'existe en France aucun cours spécial d'Urologie, tandis que cette branche de l'enseignement médical est organisée de la façon la plus complète comme la plus pratique dans toutes les Universités de langue anglaise.

E. GAUTRELET.   Dʳ A.-S. CLARKE.

EXAMEN PRATIQUE DE L'URINE

INTRODUCTION

Sécrétion de l'Urine

La théorie qui explique la sécrétion de l'urine de la façon la plus satisfaisante, est celle qui, tout en tenant compte de son processus, en recherche en même temps la nature d'élaboration dans le rôle physiologique du rein.

De prime abord, rien ne peut paraître plus attrayant que la théorie de Ludwig accordant à l'urine une genèse purement physique — partiellement par filtration, partiellement par diffusion ou osmose. Il est certain que dans le système des capillaires de Malpighi la force de la pression sanguine est relativement supérieure à la résistance à la sortie du sang au travers des vaisseaux différents. Il en résulte qu'une filtration des constituants aqueux du sang et en même temps des sels dissous trouve comme lieu d'élection l'intérieur de la capsule de Malpighi. De la sorte le sang se trouve fortement condensé lorsqu'il parvient au second réseau capillaire qui embrasse les tubes contournés dans lesquels est descendue la partie aqueuse ayant filtré dans les corpuscules de Malpighi. Ici se trouvent les éléments essentiels d'une osmose complète — une membrane animale formée par une muraille de capillaires est le délicat revêtement de la base des tubuli avec le sang d'un côté et une solution saline de l'autre. A cette place s'établit alors un échange réciproque, résultant du courant qui a lieu du liquide des tubuli au sang, et des produits de la métamorphose régressive (urée, etc. et sels) aux tubuli, concentrant enfin le liquide, le faisant en résumé *urine*; tandis que les constituants albumineux du sang sont retenus du fait du défaut particulier de disposition qu'ils présentent à l'osmose.

L'objection importante faite à la nature physique de l'acte sécré-

toire de l'urine et basée sur ce que l'on ne peut expliquer par cette
méthode la formation d'un liquide acide comme dérivé d'un liquide
alcalin, ne peut plus être saisie depuis que le docteur Ralfe, de Londres,
a montré que cela était parfaitement possible. Ayant fixé par un lien
une membrane-diafragme à l'extrémité d'un tube recourbé en U, il
introduit dans le tube une solution alcaline de bicarbonate de soude.
L'autre extrémité plonge dans une solution de phosphate neutre de soude.
On fait passer un faible courant électrique dans ces solutions. En peu
de temps le liquide de l'extrémité en contact avec le pôle positif devient
acide par le fait de la formation de phosphate acide de soude, tandis
que le liquide de l'extrémité en contact avec le pôle négatif augmente
en alcalinité.

Les échanges sont représentés par la formule suivante :

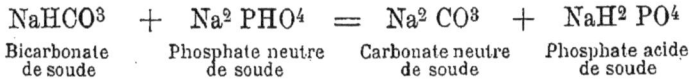

$$NaHCO^3 \quad + \quad Na^2\,PHO^4 \quad = \quad Na^2\,CO^3 \quad + \quad NaH^2\,PO^4$$

| Bicarbonate de soude | Phosphate neutre de soude | Carbonate neutre de soude | Phosphate acide de soude |

Un fait important, cependant, reste inexpliqué dans cette théorie
aussi claire que simple. C'est que, lorsque les tubuli sont dépouillés de
leur épithélium (ce qui arrive souvent dans les maladies spéciales du
rein), l'urée et les autres produits de la métamorphose régressive ne
sont pas ainsi chassés plus librement, mais s'accumulent dans le sang
en produisant le phénomène de l'état connu sous le nom d'urémie. Il
faut donc admettre une certaine action d'élaboration de la part de
l'épithélium, comme à l'origine l'a indiqué Bowman. Quoi qu'il en soit,
sans doute une partie de l'acte est physique, — processus de transsuda-
tion de filtration et de diffusion ou osmose.

Les recherches expérimentales d'Heidenhain ont tranché la
question en faveur d'une réelle action élaboratrice de la part de l'épithélium reinal. Heidenhain injecte dans le sang d'un animal du carmin
d'indigo, substance promptement séparable par les reins. Il enlève les
organes à intervalles convenables après l'opération et les examine
minutieusement. Dans ces expériences, il ne retrouva pas d'indigo-
carmin dans les tubes de Malpighi ; mais les cellules de revêtement des
tubes contournés et les tubes en anses de Henle en étaient remplis,
comme l'était aussi la lumière de ces tubes chez l'animal sacrifié suffisamment longtemps après l'injection.

Des expériences analogues, exécutées avec l'urate de soude, ont
montré que cette substance était sécrétée à la même place et de la
même manière.

Réactifs et Appareils employés pour les analyses qualitative et quantitative approchées

La forme des flacons dans lesquels les réactifs sont conservés n'est pas une chose d'une très grande importance. Ils doivent cependant être suffisamment grands et être pourvus de bouchons de verre, rodés pour les acides ; les alcalis se conservent mieux au contraire dans des flacons à bouchons de caoutchouc.

Les réactifs employés sont les suivants :

1° Acide nitrique pur incolore (HNO^3).

2° Acide nitrique-nitreux (acide nitrique fumant du commerce — acide nitrique contenant de l'acide hypoazotique), ($HNO^3 + N^2O^4$, ou NO^2).

3° Acide chlorydrique pur (HCl).

4° Acide sulfurique pur incolore (H^2SO^4).

5° Acide acétique pur ($C^2H^4O^2$).

6° Liqueur de potasse (Formule de la pharmacopée des Etats-Unis — son poids spécifique est 1065, et elle contient 0.058 d'hydrate de potasse, HKO).

7° Solution de potasse ou soude caustique (1 partie pour 2 d'eau distillée. Densité : 1330).

8° Solution de carbonate de soude (1 partie pour 2 de sel cristallisé).

9° Solution de chlorure de baryum (4 parties de $BaCl$ cristallisé, 16 d'eau distillée et 1 d'acide chlorhydrique).

10° Liqueur d'ammoniaque (Pharmacopée des Etats-Unis).

11° Le fluide magnésien (contenant en sulfate de magnésie et en chlorhydrate d'ammoniaque, de chaque 1 partie, eau distillée, 8 parties, et liqueur pure d'ammoniaque, 1 partie).

12° Solution de sulfate de cuivre (savoir 1 gramme pour 30 cc. d'eau distillée).

13° Solutions de Davy ou de Fehling (faites comme on l'indique pour le dosage volumétrique du sucre .

14° Solution de nitrate d'argent (1 partie pour 8 d'eau distillée).

15° Solution d'acétate neutre de plomb (sucre de plomb, (1 partie pour 4 d'eau distillée.

16° Solution d'acétate basique de plomb (1 partie pour 4 d'eau distillée).

17° Eau distillée : un litre ou un quart de litre.

18° Alcool à 95 p. 100 : un demi-litre.

19° Autres solutions : selon le besoin.

Appareils nécessaires :

Du papier et des cartes.

Une douzaine de tubes à essais (tailles assorties, quelques-uns étroits, quelques-uns à pied, de façon qu'ils puissent se tenir debout sur une planchette ou une table). Quelques tubes doivent être gradués en divisions de 1 cc. et ses fractions. Ils peuvent être employés à mesurer des liquides et à déterminer la proportion d'un sédiment, ou pour la précipitation de l'albumine par la chaleur.

Un ratelier pour tubes à essais, et un égouttoir.

Quatre verres coniques. (Observer qu'ils ne soient pas convexes dans le fond, et leurs bords doivent être dépolis, de façon qu'on puisse les obturer avec un couvercle en verre rodé, afin que l'air ne puisse y pénétrer librement).

Deux ou trois verres à vin unis, avec fond large (de l'espèce connue sous le nom de verres à boire).

Du papier de tournesol rouge et bleu ; du papier à filtrer suédois.

Un uréomètre et une éprouvette « ad hoc ».

Quatre couvercles en glaces dépolies (tailles assorties).

Une lampe à esprit de vin, ou un bec de Bunsen.

Trois capsules en porcelaine.

Six verres à bec (tailles petite et moyenne).

Un entonnoir long et étroit (pour filtrer le charbon animal préparé)

Des baguettes de verre (pour agitateurs), et des pipettes de verre simples.

Un grand verre-récipient (pour mesurer l'urine de 24 heures), d'une capacité de 2.000 cc. ou plus.

Un verre gradué (pour mesurer), d'une capacité de 500 cc.

Un flacon-laveur, avec eau distillée.

Une cornue avec son support ; un bain-marie.

Un ou deux trépieds en fer étamé, avec toile métallique pour les couvrir.

Une pipette de 100 cc. ; une pipette de 5 cc. ; une autre de 10 cc.

De la mousse de platine ; des pincettes.

Un chalumeau.

Des torchons pour nettoyer les tubes à essais, etc.

Un microscope avec deux miroirs, l'un d'un quart ou d'un cinquième de pouce, l'autre d'un pouce ou de 8/10° de pouce ; un micromètre-mesureur ; une chambre claire pour dessiner ; des lames de verre ; des cellules couvre-objets ; des lamelles ; des flacons-réactifs avec bouchons capillaires.

Pour l'analyse volumétrique, on emploie en outre :

Un assortiment complet de pipettes graduées à 5, 10, 15, 20, 30 et 50 cc.

Une pipette à gouttes, mesurant 1 cc., graduée en dixièmes et fractions de dixièmes.

Deux burettes de 50 cc. de capacité ; un support à burettes.

Un vase d'un demi-litre.

Des solutions volumétriques (comme on l'indique à l'analyse volumétrique). Si ces solutions sont faites par le médecin lui-même, il doit en outre être pourvu d'une balance sensible au milligramme.

Choix de l'échantillon d'urine

Pour obtenir un échantillon d'urine en vue de l'analyse chimique, on doit, autant que possible, prendre une partie de l'urine totale de 24 heures. Comme on sait que la densité, la réaction et généralement les autres propriétés sont variables dans l'espace de 24 heures, la seule méthode exacte est de faire ainsi une part sur le total. Les circonstances demandent fréquemment toutefois de modifier cette manière faire. Ainsi, quand l'urine contient de l'albumine, celle-ci est souvent augmentée après les repas ; et quelquefois, bien qu'il n'y en ait pas traces apparentes dans l'urine du matin, on peut en déceler une petite quantité après le repas.

Il en est de même pour le sucre, bien qu'un très bon moyen soit dans le cas d'urine sucrée de demander deux échantillons, l'un recuelli environ une heure après le dîner, et l'autre pris en se levant.

Pour l'*examen microscopique*, il est de toute importance d'avoir un échantillon d'urine frais et dont la réaction n'ait pu être échangée par sa décomposition.

Par les temps chauds, l'urine se décompose rapidement, devient alcaline, et c'est surtout pour l'examen microscopique qu'il est important d'obvier à une telle décomposition, car certains cylindres et sédiments cristallins d'acide urique sont susceptibles de se dissoudre dans une urine alcaline.

Lorsque l'urine ne peut pas être examinée à l'état frais, et généralement lorsqu'elle doit être envoyée à quelque distance, on peut empêcher la décomposition par l'addition de 25 centigrammes d'acide salicylique ou de 50 centigrammes de salicylate de soude à une proportion de 120 grammes d'urine.

Caractères généraux
physiques et chimiques de l'urine

L'urine normale doit être considérée comme un liquide aqueux, transparent, d'une couleur jaune citron pâle, d'une réaction acide.

Sa densité est d'environ 1020, si, comme moyenne, elle est émise dans la proportion de 1500, en 24 heures, et elle possède une odeur qui parfois est indiquée comme « *caractéristique* » ou « *urineuse* », et qui est encore autrement dire « *aromatique* » ; chacun de ces caractères est, cependant exposé à certaines variations dans les limites d'une moyenne, aussi bien en bonne santé qu'en l'état de maladie, aussi, devons-nous, pour interpréter un échantillon donné, être familier avec ces variations.

I. *Transparence.* — La transparence, bien que tout à fait constante pour l'urine normale, ne peut toutefois en être considérée comme
un caractère essentiel, parce que, d'un autre côté, il ne résulte nullement
qu'un échantillon d'urine soit normale parce qu'il est transparent.

Causes de diminution de la transparence. — La diminution de la
transparence peut être due à l'une des trois causes :

1° Même l'urine parfaitement transparente en apparence au moment
de la miction, montre ordinairement après quelques minutes de repos,
un léger nuage, flottant en son milieu entre la surface et le fond, et
composé de mucus provenant de l'appareil génito-urinaire.

Dans l'urine des femmes, ce nuage est généralement plus facilement visible à cause de la grande quantité d'épithélium venant du vagin
et des surfaces muqueuses adjacentes dans ce sexe.

Et il n'y a rien d'anormal dans la présence d'une certaine quantité
de mucus due à la cause précitée.

Les alcalis, la chaleur, les acides forts ne produisent aucun changement dans la transparence, mais l'acide acétique produit généralement une légère augmentation de l'opacité en coagulant la mucine.

Le mucus peut-être séparé par le filtre, et l'urine devient ainsi
claire.

2° L'urine normale et légèrement acide peut être trouble au moment où elle est émise par le fait de la présence de phosphates terreux
(de chaux et de magnésie). Ces sels, peu après l'émission, commencent à
se précipiter, et après une demi-heure, ils se présentent d'une façon non
différente du mucus, c'est-à-dire sous forme d'une masse floconneuse
flottant au milieu du liquide dans le récipient. Mais toutefois, plus tard,
généralement après un repos d'une heure, le dépôt est tombé au fond
du vase et devient un sédiment nuageux et volumineux, laissant une
transparence complète au liquide surnageant.

Pour déterminer la nature d'un sédiment de cette nature, on lui
ajoute quelques gouttes d'un acide quelconque, nitrique si l'on veut,
qui devient la cause d'une prompte dissolution des phosphates terreux.
Si, au contraire, l'on applique la chaleur, le dépôt peut augmenter,
mais une telle augmentation est aisément dissipée par addition d'acide.
La présence plus ou moins constante des phosphates terreux ci-dessus
mentionnée ne doit pas être considérée comme anormale. Une urine
acide, qui les tient en dissolution, les laisse précipiter par diminution
du degré d'acidité, et cette précipitation est encore augmentée par
l'alcalinité. Ainsi, l'acidité diminue et est toujours remplacée par l'alcalinité au bout d'un laps de temps qui peut varier de deux à quatre
heures et l'on voit parfois un dépôt de ces sels terreux se produire à
cette période.

3° L'urine est parfois excrétée trouble en raison de la présence de
sels « nommés urates mixtes » de soude, potasse, chaux et magnésie. La
cause la plus fréquente de cette précipitation dans l'urine normale est

un abaissement de la température, après la miction. Bien qu'ils soient aisément solubles dans l'eau à la température du corps, les urates sont promptement précipités d'une urine froide, c'est-à-dire à une température telle que celle que peut présenter une chambre sans feu pendant l'hiver.

Comme dans le cas des phosphates terreux une telle opacité diminue bientôt par suite de la formation d'un sédiment d'urates, qui devient même un dépôt blanc ou rose, mais non floconneux comme celui que donnent les phosphates : le précipité d'urates est donc plutôt formé au fond du récipient.

Pour déterminer la nature de ce dépôt, il suffit d'appliquer la chaleur ; celle-ci occasionne une rapide disparition des urates, tandis que, avons-nous déjà dit, un sédiment de phosphates ne fait qu'augmenter en ces conditions.

AU POINT DE VUE PATHOLOGIQUE : 1° L'urine peut-être opaque ou simplement semi-opaque dans les conditions précitées. Elle peut l'être aussi par la présence du pus qui se précipite aussi, mais avec une rapidité en raison inverse de la quantité de mucus. Si le mucus est absent ou faible comme quantité, la précipitation est rapide ; en cas contraire, si le mucus est abondant, le précipité se forme tardivement, demandant souvent plusieurs heures pour être complet. Le trouble d'une telle urine augmente par l'application de la chaleur, ou l'addition des acides, du fait de la précipitation de l'albumine qui est toujours comprise parmi les constituants de l'urine purulente.

2° La présence de la graisse, à l'état de grande division comme dans l'urine dite « chyleuse », produit un degré de trouble allant du simple nuage à une lactescence absolue. Dans une telle urine, la matière grasse se sépare en hauteur, et forme une couche blanche, crêmeuse à la surface du liquide dont l'opacité diminue conséquemment. Cette condition, qui n'est pas rare dans les contrées tropicales, se rencontre parfois aussi dans les climats tempérés.

II. *Consistance.* — En moyenne, l'urine n'est jamais rien moins qu'aqueuse, c'est-à-dire qu'elle coule aisément ainsi que le fait l'eau.

PATHOLOGIQUEMENT : Souvent elle devient visqueuse, glutineuse, et difficilement séparable en gouttes, ou même pas séparable du tout. Un tel état peut être dû, simplement à la présence d'un excès de mucus, ou à un mélange de pus et de mucus ; et fréquemment, ce dernier fait est le résultat de l'action sur le pus de l'alcalinité due à la présence du carboniaque d'ammoniaque. On doit porter son attention sur ce point. Dans l'urine chyleuse citée plus haut, la présence des molécules graisseuses augmente aussi la consistance du liquide.

III. *Couleur.* — Tandis qu'en termes généraux, l'urine normale peut être caractérisée par les dénominations : jaune pâle, jaune citron, ou ambrée, ces teintes subissent de nombreuses variations sur la moyenne.

Due à la présence rare la solution des matières colorantes normales, la couleur est plus élevée ou plus pâle, selon les proportions d'eau formant la dissolution. Après l'absorption d'une grande quantité de bière ou d'eau la quantité d'urine étant très grande, le liquide sera très pâle ; pourvu, bien entendu, que la quantité d'eau injectée soit la même.

La relation complémentaire de la peau et du rein est bien connue. Sous l'influence de la chaleur, et aussi lorsque la peau fonctionne activement et librement, la quantité d'urine est moindre ; sa couleur est alors plus foncée. En hiver la peau étant moins active comme fonction, la quantité d'urine augmente, tandis que sa couleur diminue d'intensité. Pour les personnes chez lesquelles l'exhalation pulmonaire est augmentée, l'urine est de même moins abondante, plus foncée en couleur, et vice-versâ.

Pathologiquement : La couleur de l'urine peut être altérée, premièrement par augmentation ou diminution des matières colorantes normales, secondement par addition d'une matière anormale.

1° Le premier point est généralement dû à une modification dans les proportions des matières pigmentaires par rapport au principe aqueux. Ainsi, voyons-nous une absence de couleur presque absolue dans les urines abondantes du diabète, de l'hystérie, des convulsions ; tandis que l'urine de la fièvre et des états fébriles est fortement colorée surtout du fait de la diminution de l'eau de la solution, mais parfois aussi par le fait de l'adjonction d'une matière colorante anormale comme sous le nom d'uroérythrine.

2° (a). L'addition de matières colorantes anormales a été vue dans les cas ci-dessus mentionnés (fièvres), dans les urines contenant du sang ou les matières colorantes du sang, et les pigments de la bile ; et aussi dans les urines bleues et noires qui ont été citées.

(b). L'urine est aussi colorée anormalement après l'ingestion de certaines matières colorantes végétales éliminées par les reins, comme la santonine qui lui imprime une couleur jaune.

IV. *Réaction.* — La réaction de l'urine normale mixte, c'est-à-dire urine totale de vingt-quatre heures, est toujours acide. Et généralement les spécimens d'urine émis à tous les moments de la journée présentent cette réaction, quoique à degrés d'intensité différents, toutefois l'urine des trois ou quatre heures après les repas peut être neutre ou même alcaline.

La cause de cette dernière modification de l'urine est encore controversée. Roberts pense qu'elle est due au mélange du sang avec les éléments de la nourriture, lesquels sont plus réellement alcalins et qu'il s'en suit une augmentation de l'alcalinité affectant la réaction de l'urine sécrétée. Bence Jones professe que c'est l'afflux vers le sang des éléments du suc gastrique qui affecte plutôt la réaction de l'urine sécrétée pendant la digestion. Bien qu'aucune de ces explications ne soit entièrement satisfaisante, la première semble toutefois plus vraisemblable et plus correcte. En état de santé, l'urine émise au réveil après une nuit passée au lit est toujours acide.

Comme il a été dit précédemment, la cause de la réaction acide de l'urine est attribuée au phosphate acide de soude. D'autres éléments acides y contribuent aussi probablement, entre autres : les acides urique et hippurique, et en certains cas, les acides lactique et acétique.

Il a été fréquemment observé dans l'urine qui avait été soumise au repos pendant un certain temps, spécialement à une température modérée, une augmentation du degré de l'acidité : cette augmentation de l'acidité résulte parfois de la décomposition des urates avec précipitation tout d'abord d'urates acides, puis de cristaux d'acide urique. Ce fait a été décrit par Scherer, comme résultat d'une fermentation acide dans laquelle, le mucus agissant comme ferment, les acides lactique et acétique se forment aux dépens de la décomposition des matières colorantes de l'urine. Cette explication n'a pas reçu une sanction satisfaisante, bien que le fait de l'augmentation de l'acidité soit cependant réellement constant. Il est certain, toutefois, qu'une urine acide conservée un certain temps devient alcaline de réaction en acquiérant une odeur ammoniacale, et cela d'autant plus rapidement que la température est plus élevée. Le changement de réaction de l'urine ainsi noté est accompagné d'une demi-opacité et de la formation d'un précipité blanc et amorphe, bientôt suivi encore de la production d'une pellicule irrisée à la surface du liquide. Les causes de cette modification ont été bien déterminées et déjà indiquées. Sous l'action du mucus et d'autres matières organiques, agissant dans cette composition comme ferments, l'urée est convertie en carbonate d'ammoniaque par adjonction de deux équivalents d'eau. Ainsi :

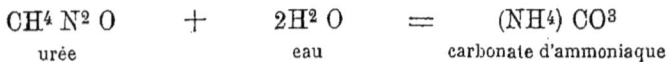

$$CH^4 N^2 O \quad + \quad 2H^2 O \quad = \quad (NH^4) CO^3$$

$$\text{urée} \qquad\qquad \text{eau} \qquad\qquad \text{carbonate d'ammoniaque}$$

lequel donne à l'urine son odeur ammoniacale et sa réaction alcaline. L'urine normale peut présenter la réaction amphotérique, c'est-à-dire faire virer au bleu le papier de tournesol rougi et au rouge le papier bleu. Ce fait s'explique par la présence simultanée dans l'urine de phosphates neutres et acides.

Le trouble et le dépôt sont dus à la précipitation du triple phosphate d'ammoniaque et de magnésie cristallisé, à du phosphate de chaux amorphe, et à des organismes végétaux vivants connus sous le nom de « bactéries ».

L'alcalinité résultant ainsi de la présence d'alcali volatil (ammoniaque) se distingue facilement de celle due aux alcalins fixes (potasse, soude). En séchant le papier réactif, qui a été rendu bleu par l'alcali volatil, la couleur bleu disparaît et le papier revient à sa teinte violette primitive ; la couleur due à un alcali fixe persiste, au contraire, après dessication.

V. *Poids spécifique.* — La densité de l'urine normale approche du chiffre 1020 pour une quantité d'urine moyenne de 1500^{cc} en vingt-quatre heures. Mais, cette quantité d'urine n'étant pas fixe, si le chiffre des matières solides reste le même, la densité doit forcément varier. Lorsque, par suite de l'action du froid ou d'autres causes, la fonction de la peau est devenue moins active que la normale, et aussi après l'usage copieux d'eau et de liquides diurétiques, la densité peut s'abaisser à 1010, et même encore plus bas dans les limites énoncées. Mais, lorsque la perspiration est très grande, ou lorsque pour l'économie une autre voie d'élimination de l'eau a été créée, l'urine devient concentrée et peut atteindre une densité de 1030 ou plus.

PATHOLOGIQUEMENT, la densité de l'urine est augmentée ou diminuée ; mais les observations, pour avoir leur raison d'être au point de vue séméiologique, doivent toujours porter sur la totalité de l'urine de vingt-quatre heures. Le poids spécifique est augmenté dans le diabète sucré où parfois il atteint 1050. Une densité de plus de 1028, si l'on note en même temps une urine abondante, doit faire suspecter le diabète et engager à rechercher le sucre dans l'urine examinée.

Il arrive assez fréquemment encore que des urines d'une densité de 1010 et moins contiennent du sucre, aisément décelé à tous les genres de réactions ; on ne doit donc pas déduire d'une faible densité l'absence du sucre dans l'urine.

Le poids spécifique est aussi augmenté dans le premier stade de la fièvre aiguë, par suite de l'augmentation des matières solides excrétées et de la diminution de l'eau séparée par les reins. Dans la première période du mal de Bright aigu, du fait de la présence du sang, la densité est aussi plus élevée que précédemment ; ce à quoi contribue encore la diminution dans le volume de la sécrétion rénale. Le poids spécifique est atténué dans l'hystérie et l'hydrurie spasmodique, parce que la proportion de l'eau est augmentée, mais cela n'a pas une signi-fication pratique bien arrêtée. Dans toutes les formes du mal de Bright, excepté la période de la néphrite aiguë, il en est de même ; comme dans l'induration cyanotique du rein, qui fréquemment accompagne les maladies de cœur, il y a tendance à la diminution de la densité à cause de la diminution proportionnelle de l'urée. Particulièrement la même diminution de densité s'observe concomitamment à la diminution du volume de la sécrétion urinaire. D'une manière générale, la présence de l'albumine et du sucre étant éliminés, les variations de la densité corres-pondent aux variations de la quantité de l'urée présente ; *plus faible est le poids spécifique de l'urine mixte, généralement moindre est la quantité d'urée.*

DÉTERMINATION DU POIDS SPÉCIFIQUE. — On emploie généralement le densimètre ci-dessus, qui, bien que moins exact que le picno-
mètre et la balance, est cependant suffisant s'il a été construit avec soin.
Chaque urinomètre doit tout d'abord être essayé à l'eau distillée
à $+ 15°$ C. Dans ce cas, il doit marquer 1000. Dans la graduation, les
lignes marquant les degrés doivent être graduellement rapprochées
l'une de l'autre, afin de compenser le poids de la tige sortant de l'eau.

Les urinomètres fabriqués en Angleterre ont généralement 0^m125
de longueur et sont précis ; mais les appareils de forme courte, construits
en Allemagne, conviennent mieux pour les petites quantités d'urine.
L'urinomètre de Heller (petit modèle), dans lequel la charge consiste
en grenaille de plomb, a conservé la graduation de Beaumé, et un degré
correspond à sept divisions de l'échelle ordinaire ; ainsi 1001 équivaut
à 1007, 1002 = 1014, et ainsi de suite. On doit apporter une attention
toute spéciale à l'emploi de ces instruments, parce qu'une petite différence dans leur indication en occasionne une grande dans l'échelle
courante. L'auteur possède, entre autres, un instrument de ce genre
qui fournissait pour un spécimen donné d'urine le chiffre 1004, correspondant 1028 de l'échelle métrique : or, la densité de la même urine
prise avec un instrument anglais à longue tige n'était que de 1019. Et en
essayant le premier instrument avec l'eau distillée, on constatait qu'il
enfonçait jusqu'à 1001 ; ce qui montrait son inexactitude.

Un autre urinomètre de provenance allemande, mais plus léger et
plus court que celui de Heller, possède l'échelle ordinaire, mais gravée
sur une tige d'ivoire enfermée dans le tube, et son plongeur est chargé
de mercure au lieu de grenaille de plomb. Cet appareil est apparemment
plus soigné et ses indications plus précises que celles du précédent.

Le Dr E. R. Squibb, de Brooklyn (N. Y.), a récemment imaginé
un petit urinomètre réglé pour une température de $+ 15°$ C.

Cet appareil porte 3 points : 1000, 1030 et 1060 réglés avec
toutes les variations marquées de façon à faciliter les corrections. Le
verre (éprouvette) qui lui sert de récipient a été (par ramollissement)
amené à une forme cannelée ; et de cette manière, l'instrument est mis
à l'abri des effets d'adhérence (capillarité) aux parois de l'éprouvette.
Une autre cause de précision pour cet instrument réside en la forme
de la chambre à air qui est un double cône, accolé base à base, au lieu
du cylindre ordinairement employé. Par ce moyen, on obtient un seul
point de contact avec l'instrument et l'éprouvette-récipient. Enfin,
pour assurer une plus grande précision, l'appareil est pourvu d'un thermomètre ; mais si, toutefois, dans l'eau l'instrument marque 1000, le
maximum d'erreur que puisse présenter un changement de température
quelconque est faible, ce qui rend sa nécessité moins grande. Cet
urinomètre est certainement le plus précis que je connaisse ; et, de plus,
du fait du cannelage de l'éprouvette, il exige une quantité de liquide
moindre que celle nécessaire dans les éprouvettes cylindriques habituellement employées. Le récipient usuel cylindrique en verre a de plus

l'inconvénient de laisser accoler l'urinomètre ou bien le tube-éprouvette étant suffisamment large et rempli aux trois-quarts seulement, il faut introduire l'urinomètre, le laisser reposer et lire le poids spécifique juste au niveau marqué. Il faut toujours, avec l'urinomètre cylindrique, éviter de prendre une éprouvette étroite en proportion des dimensions de l'appareil, autrement l'urinomètre s'attache aux parois du récipient et ne peut plus s'enfoncer ainsi qu'il le devrait. Pour la même raison il faut prendre garde de laisser l'urinomètre toucher aux parois de l'éprouvette. Toutes ces difficultés sont prévues et évitées par l'emploi de l'urinomètre de Squibb. Observer que l'échelle ne doit pas être lue au bas du ménisque liquide mais en haut dans cet appareil.

Si la quantité d'urine est trop petite pour remplir le cylindre, on peut la diluer avec de l'eau distillée en quantité suffisante pour remplir l'éprouvette jusqu'à la hauteur désirée, en notant le volume ajouté. Ainsi, supposons qu'il soit nécessaire d'ajouter quatre fois autant d'eau que d'urine pour rendre l'urinomètre propre aux services qu'on en attend ; on aura ainsi fait cinq volumes, et la densité du liquide étant 1004, celle de l'urine sera alors de $1000 + (4 \times 5) = 1020$. Bien que le principe de cette méthode soit correct et que les résultats doivent être conformes aux données réelles, les urinomètres en usage courant ne sont cependant pas habituellement gradués assez soigneusement pour qu'une précision absolue résulte d'une lecture de chiffres en ces conditions : l'erreur de lecture est, en effet, multipliée par le nombre de volumes employés dans la dilution. On ne devra donc utiliser cette méthode qu'aussi rarement que possible, surtout avec les urines à faible poids spécifique.

VI. *Quantité*. — En moyenne, la quantité habituelle d'urine émise en 24 heures est assez rapprochée du chiffre de 1500 cc. Toutefois, j'ai été conduit à penser qu'elle est un peu plus faible que cette moyenne et je crois qu'il est plus juste de dire qu'elle varie entre 1200 et 1500 cc.; bien que, ai-je déjà dit, on puisse constater des variations de moitié. Tout ce qui a été dit au sujet de ces variations, à propos de la densité et de la couleur, se rapporte aussi à la quantité, mais en sens inverse. En thèse générale, à une diminution dans l'intensité de la couleur et du poids spécifique correspond une augmentation de volume de l'urine. Et c'est surtout, eu égard à la quantité du volume urinaire, que la relation si bien connue et qui existe entre la peau et les reins, se montre plus tangible : l'augmentation d'activité fonctionnelle diminuant la séparation de l'eau dans les reins, et vice versà. Extra physiologiquement c'est l'absence de cette relation de la couleur et de la densité par rapport au volume qui donne la signification à l'une ou à l'autre de ces modifications.

PATHOLOGIQUEMENT : La quantité d'urine est augmentée dans les diabètes sucrés et insipides, l'hystérie et les états convulsifs ; dans certains cas le poids spécifique est augmenté; dans d'autres il est diminué. Dans l'hypertrophie cardiaque, en général dans toutes les conditions qui occasionnent l'augmentation de la pression sanguine, à la suite d'ingestion de grandes quantités d'eau, par l'action périphérique du froid, etc., il y a augmentation de l'eau et réduction comparative dans la densité et la couleur.

Dans toutes les formes du mal de Bright, excepté dans les reins cirrhosés et lardacés, il y tendance à la diminution de la sécrétion urinaire. Aux approches d'une terminaison fatale, cependant, elle est toujours diminuée dans ces deux affections. Aussi dans ces états morbides toute diminution marquée du volume urinaire devient un symptôme grave.

Dans les fièvres aiguës et les affections inflammatoires, la quantité d'urine est constamment diminuée, jusqu'aux approches de la convalescence. Il est alors observé une augmentation marquée du volume urinaire qui, avec la perspiration profuse l'accompagnant souvent, ont reçu le nom caractéristique de « *période critique* ».

VII. *Odeur*. — De l'odeur, on peut moins dire que l'on ne fait. En santé, elle est « particulière » ou « caractéristique ». Il y a toutefois des différences appréciables dans l'intensité comme plusieurs ·l'ont observé sur eux-mêmes. Les urines concentrées exhalent toujours ce que, dans le langage vulgaire, on appelle une « odeur forte. » Elle est indubitablement due à l'urée, quoique l'odeur caractéristique de l'urine ne soit point décrite comme appartenant à l'urée, mais plutôt à une minime quantité des acides phénylique, taurylique et damalurique qu'elle contient.

L'urine qui a été conservée pendant les temps chauds acquiert une odeur qui a quelque chose de putride et d'ammoniacal ; la première provenant de la décomposition du mucus et autres matières organiques, et la dernière du carbonate d'ammoniaque dérivé de l'urée. La première de ces odeurs est prédominante lorsqu'il existe une grande quantité de matières organiques présentes ; on l'observe surtout dans le mal destructif du rein ou des bassinets et surtout de la vessie.

L'odeur de l'urine est promptement influencée par le fait des substances séparées du sang par le rein ; ce qui explique l'odeur de violettes exhalée par l'urine des personnes qui prennent de la térébenthine. Les odeurs du cubèbe, du copahu et de l'essence de santal sont promptement communiquées à l'urine des personnes en prenant. De même aussi l'usage de certains aliments végétaux influencent promptement l'odeur de l'urine. Entre autres l'action de l'asperge est éminente. PATHOLOGIQUEMENT, à part l'augmentation d'intensité de l'odeur « caractéristique » des urines concentrées, la putridité *y développée*, et l'odeur douce de fruit qui signale la présence du sucre dans l'urine, telles sont les modifications de l'odeur « caractéristique » de l'urine en dehors des cas extrêmement rares où elle contient de l'hydrogène sulfuré.

Détermination de la quantité des matières solides dans l'urine de 24 heures

Connaissant la quantité d'urine émise en 24 heures, et son poids spécifique, un dosage approximatif des matières solides et par ce fait de l'eau est facilement obtenu en multipliant les deux derniers chiffres de la densité par le coefficient de Trapp — qui est 2 — ou celui de Hœser — 2·33. — Ce procédé peut donner approximativement le nombre de grammes de matières solides existant dans 1000 c. c.

Ainsi, supposez que le volume de l'urine de 24 heures soit 1200 c. c. et son poids spécifique 1022 ; en employant le coefficient d'Hœser, on a :

$$22 \times 2{,}33 = 51 \text{ gr. } 26 \text{ pour } 1000 \text{ c. c.}$$

Mais la quantité totale d'urine en 24 heures étant 1200 c. c., elle doit alors contenir plus que 1000 c. c. ne donnent ; de là :

$$1000 : 1200 :: 51{,}26 = \frac{51{,}26 \times 1200}{1000} = 61 \text{ gr. } 51$$

Maintenant, en estimant l'urine de 24 heures à 1500 c. c. et la quantité normale des matières fixes à 70 grammes, on voit que dans ce cas, il y a séparation urinaire d'une quantité de matériaux solides un peu inférieure à la normale. De cette manière, des renseignements certains, tant au point de vue du diagnostic que du pronostic, peuvent être rapidement obtenus.

Les variations les plus accentuées s'observent dans le diabète et le mal de Bright. Dans la première de ces affections les éléments solides sont augmentés par addition de sucre, dans la dernière ils sont diminués par diminution de l'urée.

Cette méthode est incontestablement insuffisante pour arriver à une détermination rigoureuse et scientifique des éléments fixes urinaires, elle est au contraire satisfaisante suffisamment pour l'emploi clinique ordinaire.

PREMIÈRE PARTIE

Des différents principes de l'urine en santé et en état de maladie

Dans l'examen d'un échantillon d'urine l'ordre suivant est celui qui me parait le plus convenablement établi dans la pratique.

Etudier :

I. La quantité d'urine émise dans les 24 heures.

II. La couleur et la transparence.

III. L'odeur.

IV. La réaction.

V. La densité.

VI. La présence ou l'absence d'un sédiment, sa quantité et ses caractères.

En tous cas, soit que le sédiment soit appréciable ou non, une portion du liquide doit être placée dans un vase conique en verre, pendant 12 heures, afin de le recueillir pour l'examen microscopique. Le liquide restant ou surnageant, filtré si c'est nécessaire, doit être examiné ultérieurement pour la recherche de certains principes organiques ou inorganiques.

PRINCIPES ORGANIQUES

VII. Présence ou absence d'albumine et autres matières protéïques.

VIII. Présence ou absence des différentes variétés de sucre.

IX. Autres substances saccharines.

X. Présence ou absence d'acétone et acide diacétique.

XI. Matières colorantes { anormales. / normales.

XII. Acides biliaires.

XIII. Leucine et tyrosine.

XIV. Matières grasses.
XV. Urée.
XVI. Acide urique.
XVII. Urates.

PRINCIPES INORGANIQUES

XVIII. Chlorures.

XIX. Phosphates $\left\{\begin{array}{l} a.\ \text{phosphates terreux.} \\ b.\ \text{———} \quad \text{alcalins.} \end{array}\right.$

XX. Sulfates.

Examen microscopique et chimique du sédiment

I. Dépots non organisés, comprenant les cristaux et les sédiments amorphes.

II. Dépôts organisés, comprenant les éléments anatomiques et ceux tels que les tubuli, l'épithélium, le pus, les globules du sang, etc.

III. Autres éléments morphologiques, comme les fungus, les matières granuleuses, les substances étrangères, etc. Nos divisions I, II, III, IV, V, VI, n'exigent pas d'autres explications que ce qui est compris dans les considérations sur les caractéres généraux physiques et chimiques.

PRINCIPES ORGANIQUES

VII. *Albumine et autres Matières protéïques*

Albumine. — L'albumine, habituellement rencontrée dans l'urine, est la séro-albumine. Cette variété d'albumine et aussi la séro-globuline sont précipitées de leurs solutions par une température de $+73$ à $+75°$ C. Cet essai témoigne certainement que ce n'est pas une autre matière protéïque qui se rencontre alors dans l'urine. D'autres réactions précipitent cependant aussi sous forme de flocons la séro-albumine et peuvent également être considérés comme des modes de recherches de cette substance mais moins sûrs, car ils agissent sur d'autres produits.

Dans tous les cas, lorsque l'urine employée pour les essais n'est pas parfaitement claire, elle doit être filtrée avant d'appliquer les réactions. Cette opération se fait en quelques instants au moyen du papier à filtrer et d'un entonnoir.

(a). ESSAI PAR LA CHALEUR

Un tube d'essai est rempli au quart ou au tiers de sa profondeur avec de l'urine parfaitement limpide, et la chaleur est appliquée jusqu'à ce que l'ébullition se produise. Si un trouble en résulte, aussi faible soit-il en comparaison d'une autre urine claire, c'est un signe certain de la présence de l'albumine ou des phosphates terreux (1). Si l'on a affaire à ces derniers, le trouble disparaît promptement par addition de quelques gouttes d'acide acétique ou nitrique ; *s'il provient de l'albumine, il persiste.*

Si l'urine n'a pas été filtrée, qu'elle soit opaque par la présence d'urates amorphes, le premier effet de l'application de la chaleur est de rendre le liquide complètement clair ; et, lorsque la température est augmentée, l'albumine est précipitée si elle se rencontre dans l'urine examinée.

Je me suis convaincu, par une longue expérience, que la méthode la plus sûre est de faire bouillir l'urine la première et de n'ajouter l'acide qu'ultérieurement, de crainte que l'addition de l'acide ne produise une *acide-albumine.* L'addition préalable d'acide peut aussi précipiter la mucine d'une urine normale. C'est pourquoi il faut se souvenir que si une ou deux gouttes d'acide nitrique *ont été ajoutées à un échantillon d'urine albumineuse et l'ont rendue nettement acide, en appliquant ensuite l'ébullition à cette urine, il peut arriver qu'aucun précipité n'apparaisse, bien qu'une certaine proportion d'albumine y existe.* En effet, la séro-albumine a été convertie en acide-albumine ou syntonine, que la chaleur ne coagule pas. D'une même manière et pour une raison analogue, si l'on fait bouillir l'urine albumineuse dans un tube d'essai, après addition d'une goutte d'acide nitrique, il peut ne pas se produire de précipitation de l'albumine. Le même fait peut se produire lorsque l'urine est fortement acide par cause naturelle de l'acidité.

L'acide acétique, lui aussi, lorsqu'il a été employé en excès, transforme la séro-albumine en une acide-albumine soluble non précipitable par la chaleur. Il s'en suit que l'on ne doit ajouter qu'une ou deux gouttes d'acide en premier lieu. Quelle que soit son origine, l'acide-albumine est facilement précipitable par neutralisation de la liqueur au moyen de la solution de potasse. Avec le moindre excès d'alcali, le précipité se redissout en se convertissant en alcali-albumine.

Il arrive parfois, aussi, lorsque le précipité obtenu par l'ébullition est de l'albumine, que l'addition de deux ou trois gouttes d'acide peut être suivie de la disparition du trouble, mais si l'on a soin de surajouter quelques gouttes d'acide, la masse entière est de nouveau précipitée. On doit donc continuer l'addition d'acide jusqu'à l'emploi de 15 à 20 gouttes. Cependant, si la quantité d'albumine est très petite, elle risque d'être redissoute par un excès d'acide.

On doit aussi se souvenir que deux ou trois gouttes d'acide nitrique, ajoutées à un échantillon d'urine albumineuse froide ou à l'ébullition, peuvent produire dès la première goutte un léger nuage d'albumine,

---

(1) Une bonne manière d'opérer est de remplir à moitié son tube d'essai d'urine claire, et en chauffer seulement la partie supérieure. Lorsqu'il en résulte une diminution de la transparence, celle-ci est aisément reconnue par comparaison des deux parties du tube.

mais redissoudre le précipité sans que la chaleur non plus ne le reproduise de nouveau ou qu'elle ne le reproduise que faiblement (1). Si l'acide nitrique est employé dans ce procédé, il doit donc être ajouté en excès considérable car de petites quantités mises partiellement peuvent dissoudre l'albumine.

Il arrive aussi parfois que l'addition d'acide acétique à l'urine naturellement acide et en même temps albumineuse ne détermine tout d'abord qu'une précipitation partielle de l'albumine ; on a aussi une franche opalescence seulement, la quantité d'albumine pouvant être égale à la moitié du volume de l'urine ; mais, si l'on attend un instant, la masse entière de l'albumine est précipitée.

De même, encore, la séro-albumine est convertie par l'action continue d'un alcali, en alcali-albumine qui n'est pas non plus coagulée par la chaleur. Ce fait peut se présenter en cas d'alcalinité considérable de l'urine. Mais l'alcali-albumine est rapidement ramenée à l'état de séro-albumine par addition d'une ou deux gouttes d'acide dilué. *En conditions favorables, la chaleur peut déceler une partie d'albumine dans 100.000 parties d'urine.*

Méhu (2) appelle l'attention sur ce fait que l'urine chargée d'oxalate de chaux devient facilement trouble lorsqu'on la chauffe ; le même fait se passerait après élimination de l'oxalate de chaux par filtration, et le trouble produit ne serait pas augmenté par addition de quelques gouttes d'acide concentré. Je n'ai personnellement jamais rencontré cette cause d'erreur.

(b). — ESSAI PAR L'ACIDE NITRIQUE

La meilleure manière d'appliquer cet essai consiste dans la méthode de contact ou méthode de Heller. Sur une quantité convenable d'acide nitrique pur et incolore mis dans un petit tube d'essai (un tube à pied est préférable), faire couler d'une pipette ou du bord incliné d'un verre à expérience une masse égale d'urine limpide de façon à lui faire surnager l'acide. Si l'on se trouve en présence d'albumine, on aperçoit au point de contact, entre l'urine et l'acide nitrique, une fine bande blanche d'épaisseur variable, selon la quantité d'albumine en réaction.

L'urine peut aussi être mise dans le verre la première, si l'on préfère, et l'acide peut, lorsqu'il est ajouté, gagner le fond et passer sous l'urine. Le résultat est le même, mais le premier procédé se pratique plus aisément.

Quand l'acide nitrique est versé au-dessous de l'urine normale, il apparaît entre l'urine et l'acide un cercle brun qui grandit en intensité par le repos et est dû à l'action de l'acide sur les matières colorantes.

---

(1) Si maintenant on ajoute un excès d'acide, l'albumine apparaît peu à près et arrive à se précipiter tout entière.

(2) *L'urine normale et pathologique.* Paris, 1880, p. 326.

En conséquence de ce fait, lorsque l'urine est fortement chargée de matières colorantes, comme c'est souvent le cas dans la fièvre, l'albumine précipitée à cette même place est de même colorée. Si l'urine contient une forte proportion d'indican, une teinte rose rouge ou violette peut être communiquée ainsi à l'albumine ; si elle contient une notable quantité de matières colorantes du sang, l'albumine prend une teinte rouge-brun, si enfin on a affaire à des pigments biliaires non décomposés la coloration ainsi produite est verte.

L'acide nitrique, quelle que soit sa concentration, ne précipite ni les peptones, ni les autres matières albuminoïdes, tandis que l'acide nitrique *fort* ne précipite pas la *mucine*. Pratiquement, je ne crois pas que la *mucine* soit souvent une cause d'erreur.

On dit que l'acide nitrique décèle une partie d'albumine dans 100,000 parties d'urine ; mais, cependant, cet essai est moins délicat que celui de l'emploi simultané avec la chaleur.

Observations. — 1° On rencontre souvent beaucoup de difficulté à faire couler l'urine de la pipette avec une lenteur suffisante ; c'est que l'on veut soit ne pas tout verser, soit empêcher au doigt de se lever trop et de permettre une chute brusque de l'urine dans l'acide, chute incompatible avec un bon résultat de cette expérience. Ces difficultés sont aisément évités par la rotation, entre le pouce et le médius, de la pipette obturée par l'extrémité de l'index ; l'écoulement peut ainsi être facilement contrôlé et la méthode encore facilitée si l'extrémité de la pipette est légèrement raboteuse.

2° Une zone blanche ayant quelque ressemblance avec celle de l'albumine résulte de l'action de l'acide nitrique sur les urates, si ceux-ci se trouvent présents en excès, parce que les urates acides moins solubles se trouvent précipités. Cette zone peut être confondue avec celle de l'albumine, mais les urates acides ne commencent pas à apparaître au point de contact exact de l'urine et de l'acide, mais bien plus au-dessus. La zone n'a pas non plus sa surface supérieure nettement limitée ; il semble qu'elle se diffuse par en haut dans l'urine. Ensuite, cette couche, si elle est due aux urates, est dissipée par la chaleur assez aisément, quoique cependant on doive prendre quelques précautions dans cette application de chaleur afin d'éviter de mêler par l'ébullition le cercle du précipité à la masse du liquide et de le faire ainsi disparaître sans que pour cela il ait été dissous. En laissant s'écouler quelques heures, on constate ainsi que les urates acides amorphes sont complétement décomposés par une action ultérieure de l'acide nitrique, et qu'un sédiment cristallin caractéristique d'acide urique s'est alors formé. Une autre difficulté se présente encore en de nombreux cas, tel celui des fièvres très graves, ou une faible quantité d'albumine coexiste avec un excès d'urates acides, Dans ce cas, l'urine possède une densité considérable, et la ligne d'albumine en contact immédiat avec l'acide peut être obscurcie par la bande plus large que forme le nuage d'urates. On diminue cette difficulté en diluant l'urine avec 2 ou 3 parties d'eau et en suivant avec soin la méthode exposé à la page précédente, dans ces conditions la confusion est à peu près impossible.

Nous devons ajouter que Thudichum considère le nuage d'urates acides dont nous venons de parler comme formé non point par des urates, mais par de l'acide urique hydraté.

De même aussi, le nuage diffus que l'on aperçoit à la partie supérieure de la colonne d'urine est regardé par le Dr Roberts comme de la mucine.

Quoi qu'il en soit, que ce nuage ait pour cause la précipitation d'urates acides, d'hydrate d'acide urique ou de mucine, il se conduit aux réactifs d'une façon très différente de l'albumine qui apparaît juste au-dessus de la zône de jonction des deux liquides.

3° Cette méthode d'essai avec l'acide nitrique réussit bien avec la séro-albumine, l'acide-albumine, et l'alcali-albumine , elle prévient aussi la possibilité d'une source d'erreur se rapportant à ce qui a été dit précédemment, et que Bence Jones a tout d'abord indiqué — à savoir, premièrement, que si l'urine albumineuse est acidifiée par une faible quantité d'acide, comme une goutte ou deux, la précipitation de l'albumine n'a pas lieu ; secondement, que l'urine peut également rester parfaitement claire par addition d'une trop grande proportion d'acide, comme celle d'un volume d'acide égal à celui du liquide examiné. Roberts dit avoir observé que cette erreur peut faire ignorer pendant plusieurs mois la présence de l'albumine dans le mal de Bright.

4° Accidentellement, aussi, il arrive qu'une urine est tellement concentrée, si fortement chargée d'urée, que la simple addition d'acide nitrique détermine la précipitation de cristaux de nitrate d'urée dans la zône de contact des deux liquides. Mais ce précipité est facilement distingué de l'albumine en ce qu'il est soluble à chaud d'une part et d'autre part par l'examen microscopique qui montre les cristaux sous forme de tablettes rhomboïdales à six pans. Pareille urine est toujours d'une densité très élevée, tandis que l'urine albumineuse, excepté dans le mal de Bright aigu, possède généralement un faible poids spécifique.

5° Si l'urine contient une grande quantité d'acide carbonique, soit libre, soit combiné à l'ammoniaque, comme après la fermentation alcaline, soit combiné à la soude ou à la potasse comme pendant l'administration des carbonates alcalins ou des sels des acides végétaux, l'acide d'un acide libre donne lieu à une effervescence. Dans les conditions des circonstances ordinaires, ce phénomène ne se produit pas ; mais si la quantité de carbonate d'ammoniaque est considérable, et la proportion d'albumine très petite, l'effervescence suffit pour rendre impossible l'essai à l'acide nitrique ; de même aussi la masse d'acide acétique, employée pour assurer une acidité suffisante à permettre l'action de la chaleur, peut être assez grande pour tenir en solution de faibles poids d'albumine.

Une autre difficulté dans la recherche de l'albumine tient à ce fait que les urines alcalines sont toujours plus ou moins troubles par la présence de phosphates amorphes ou de bactéries et ne peuvent être complètement clarifiées par les filtrations ordinaires. En ces conditions, la méthode suivante recommandée par Offmann et Ultzmann, doit être employée : ajouter à l'urine le quart de son volume de liqueur de potasse, chauffer le mélange et filtrer. Si la filtration n'a pas encore rendu le liquide parfaitement limpide, ajouter une ou deux gouttes de la solution magnésienne, chauffer et filtrer de nouveau.

Le liquide est alors constamment limpide et transparent, et l'albumine, si elle existe, peut y être décelée par la réaction nitrique de Heller, ou par l'addition modérée d'acide nitrique.

6° Parfois, après l'administration de la térébenthine, ou du baume de copahu, des matières résineuses existent dans l'urine et sont précipitées par l'acide nitrique sous forme d'un nuage blanc-jaunâtre qui est toutefois redissous par l'alcool.

Autres méthodes de recherche de l'albumine

Pendant longtemps la chaleur et l'acide nitrique seuls ont été connus comme procédés de recherche de l'albumine. Récemment, l'attention a été appelée sur quelques nouvelles méthodes données comme extrêmement délicates, plus délicates même que l'emploi de la chaleur tel que nous venons de l'indiquer et plus sensibles encore que l'essai à l'acide nitrique. Nous avons cependant à faire à celle de ces réactions données comme les plus délicates le reproche qu'elle précipitent d'autres substances que l'albumine ; et bien que ces substances se distinguent généralement de l'albumine à l'aide de certaines précautions ou par des essais additionnels, il n'en est pas moins certain que la valeur diagnostique de ces essais ne s'en trouve affaiblie.

Comme résultat d'une étude soigneuse de ces essais basée sur l'expérience et l'application clinique, j'ai été amené à cette conclusion que, pour le présent au moins, il est plus sûr de prendre les essais par la chaleur et l'acide nitrique combinés en vue de confirmer ou étendre les résultats obtenus par les autres méthodes. Toutefois il faut attacher au mode opératoire la plus grande importance ; et je vais m'attacher à étudier de nouveau les principales d'entre-elles, y compris leur manière d'application et les précautions à observer pour les rendre certaines comme résultat.

Celles à qui je trouve le plus de valeur comme sensibilité sont dans l'ordre suivant : acide picrique, tungstate de soude avec acide acétique, iodure de mercure et de potassium (1), ferrocyanure de potassium et solution nitro-magnésienne du docteur Roberts.

(1) Les trois premiers réactifs sont si parfaitement égaux en délicatesse de réaction que je dois avouer n'avoir pas trouvé de différence entre-eux et l'ordre dans lequel je les ai nommés n'avoir pas toujours été celui constaté pour leur sensibilité dans mes essais. Les expériences du Dr Georges Oliver de Londres montrent, en effet, que l'un quelconque d'entre-eux employé en solution d'après la méthode du contact décèle par précipitation 1 partie d'albumine dans 200.000 parties d'urine. Le docteur Henry B. Millard a expérimentalement montré : 1° que le réactif Tanret décelait facilement une partie d'albumine dans 200.000 partie d'urine ; 2° qu'on obtenait aisément aussi le même résultat avec l'acide phénique et la potasse ; 3° que le réactif nitro-magnésien décelait une partie d'albumine dans 150.000 de liquide ; 4° que la chaleur et l'acide nitrique arrivaient à 1 partie pour 100.000 ; 5° enfin que la chaleur était plus sensible que l'acide nitrique. (Millard « Bright's Disease », 9e édition. 1892, p. 85).

Acide picrique. — Ce réactif a eu un très habile et très enthousiaste présentateur dans le docteur George Johnson, de Londres, qui dit « ne pas connaître, dans toute urine normale ou anormale, d'autre substance que l'albumine susceptible d'être précipitée par lui en flocons insolubles par application subséquente de la chaleur (1). »

30 grammes d'eau á 15° C. (60° F.), retiennent en solution 0 gr. 350 d'acide sec. Une solution saturée peut être préparée en dissolvant environ 0 gr. 450 d'acide picrique pulvérisé, dans une once d'eau distillée ou d'eau de pluie bouillante. Une portion de l'acide cristallisé précipite par refroidissement en laissant un liquide surnageant jaûne transparent. Une telle solution a un poids spécifique de 1005.

La manière d'appliquer ce réactif à la recherche de très minimes quantités d'albumine est la suivante : Dans un tube à essai d'environ 15 centimètres de longueur, verser une colonne de 10 centimètres d'urine ; alors, tenant le tube dans une position oblique, faire couler doucement de 2 á 3 centimètres de la solution picrique à la surface de l'urine dans laquelle, vu la densité du réactif, ce dernier se mélange dans les couches supérieures seulement. Et alors, au fur et à mesure que la couleur de la solution picrique s'étend dans l'urine, on voit, l'albumine se coagulant, le liquide se troubler et contraster avec la transparence de l'urine sous-jacente. Dans cet essai, *il doit y avoir mélange effectif des deux liquides* et non pas seulement simple juxtaposition de leurs surfaces de contact. Lorsque, en conséquence de la rareté de l'albumine, le trouble est très faible, l'application de la chaleur à la partie supérieure de la colonne urinaire augmente ledit trouble. Alors si le tube est placé debout, l'albumine coagulée s'abaissera graduellement et dans l'espace d'une heure ou deux, forme un filet horizontal et délicat à la jonction du liquide coloré et de la couche incolore d'urine.

Il n'est pas d'usage d'acidifier l'urine préalablement à l'essai, l'acide picrique le fait, s'il est nécessaire. Si toutefois un échantillon d'urine est fortement alcalin ou ammoniacal, le docteur Johnson dit la méthode gagner à une addition primitive d'acide acétique ou citrique. On filtre ensuite, puis l'on ajoute la solution picrique au filtratum. La mucine précipitée restera sur le filtre.

Observations. — 1° L'urine qui doit être essayée doit être parfaitement claire, et si elle n'est pas limpide au moment où l'on va opérer, elle doit l'être rendue par la filtration ainsi qu'il est précédemment dit.

2° Les urates, les peptones, les alcaloïdes végétaux, comme la quinine, la morphine, etc,, sont tous précipités par la solution d'acide picrique au point de contact des deux liquides ; mais leurs précipités sont rapidement redissous par une élévation de température faible. C'est-à-dire inférieure à l'ébullition. La quinine apparaît rapidement dans l'urine après l'administration de 0 gr. 060 de ce médicament.

Le docteur Oliver a nettement démontré que l'addition d'acide

(1) JOHNSON. — « Albumin and Sugar Testing » London, 1884. p. 11

citrique dans la proportion de 0,50 grammes pour trente grammes de solution picrique augmente la netteté de réaction de cette solution picrique ; mais, d'après le docteur Johnson, l'acide picrique précipiterait aussi la mucine existant dans les urines.

Le docteur Johnson insiste aussi sur ces faits : que la mucine n'est point précipitée par l'acide picrique isolé, et que l'albumine est la seule substance existant dans l'urine qui puisse donner avec ce réactif une opalescence ou un précipité insolubles par la chaleur.

Tungstate de soude et acide citrique. — Cette solution se prépare en mêlant parties égales d'une solution saturée de tungstate de soude (1 pour 4) et d'une solution saturée d'acide citrique (10 pour 6). Elle a une densité de 1024, et donne comme résultats le meilleur emploi par la méthode de recouvrement. Cet essai est d'une délicatesse extrême, je l'ai trouvé pour ma pratique presque aussi sensible que l'acide picrique, et ayant sur l'acide picrique, l'avantage de ne pas précipiter la quinine de ses solutions ; toutefois, comme l'acide picrique, il sépare de l'urine les urates acides, les peptones et la mucine qui sont aussi promptement dissous par la chaleur.

Iodure de mercure et de potassium. — Ce réactif a été imaginé par M. Charles Tanret, de Paris, et est regardé par le docteur Oliver comme donnant les réactions les plus sensibles connues, permettant, comme l'acide picrique et le tungstate de soude de découvrir 1 partie d'albumine dans 20,000 parties d'urine (1). Dans mes expériences personnelles, la réaction de l'iodure de mercure et de potassium a plusieurs fois fait défaut alors que l'acide picrique et le tungstate de soude donnaient des résultats positifs concordants. J'incline donc à penser que l'âge de la préparation et le mode opératoire sont pour quelque chose dans les résultats à attendre de cette méthode.

M. Tanret prépare ainsi qu'il suit cette solution : bichlorure de mercure, 1 gr. 35 ; iodure de potassium, 3 gr. 32 ; acide acétique, 20 centimètres cubes ; eau distillée, quantité suffisante pour faire 1000 centimètres cubes (2). Le réactif résultant est un mélange d'iodure double de mercure et de potassium, le chlorure de potassium n'ayant aucune action. C'est également un liquide dense, ayant un poids spécifique de 1040 et étant employé par la méthode de contact, sans que l'urine soit spécialement acidifiée. Ce réactif coagule les mêmes substances que l'acide picrique et les précipités sont également dissous par la chaleur. Relativement à la mucine, toutefois, le docteur Oliver dit que son précipité n'est pas soluble à chaud si un grand excès de réactif a été employé : c'est apparemment le sel mercuriel qui s'oppose à cette dissolution.

(1) Millard dit même avoir pu reconnaître une partie d'albumine dans 200.000 d'urine.

(2) Le bichlorure de mercure et l'iodure de potassium doivent être dissous séparément dans leurs portions respectives d'eau, que l'on réunit ultérieurement.

M. Tanret a aussi imaginé une méthode quantitative qui n'est, toutefois, pas exacte (1).

Le docteur W.-C. Eggleston, de Chicago, a eu l'idée, pour éviter de confondre la réaction de la mucine avec celle des autres substances précipitées par le réactif Tanret, de ne pas introduire l'acide acétique dans ce réactif, mais d'en aciduler l'urine préalablement à l'essai. S'il en résulte un précipité, et nous avons des raisons de penser qu'il est dû à la mucine, la moitié de l'urine acidulée est introduite dans un autre tube avec la solution iodo-mercurielle ou le papier réactif préparé, si ces produits déterminent un nouveau précipité, nous pouvons être certains, comme nous agissons par comparaison, que l'albumine est présente.

Le docteur Eggleston pense aussi que lorsque le réactif est préparé avec l'acide acétique ou tout autre acide, il y a exagération de toute réaction parce que le bichlorure de mercure et l'iodure de potassium sont des sels instables en présence d'un acide.

Ferrocyanure de potassium. — Ce réactif employé en solution saturée, a une sensibilité moindre qu'aucun des trois décrits précédemment, car d'après le docteur Oliver, il ne décèle que 1 partie d'albumine dans 10.000 d'urine ; il a pourtant sur les autres l'avantage de ne précipiter ni la mucine, ni les peptones, ni les alcaloïdes (2). Ce réactif est aussi sensible que l'acide nitrique mais inférieur à la chaleur. Pour son emploi, il est de toute nécessité que l'urine soit acide.

Solution saline acidulée du docteur Roberts. — Ce réactif qui consiste en 473 grammes d'une solution saturée de sel commun à laquelle ont été ajoutés 30 grammes d'acide chlorhydrique, le tout étant parfaitement filtré est à peu près égal en sensibilité à l'acide nitrique, mais moindre de valeur que la chaleur.

Elle a une forte densité et est employée par la méthode de contact. Un grand avantage qu'elle possède sur l'acide nitrique est d'être moins caustique et moins corrosive ; il est donc parfois, à égale sensibilité, plus agréable de s'en servir, mais de récentes recherches ont montré qu'elle était sujette à des causes d'erreurs et récemment, je crois, le docteur Roberts a dit n'en être pas satisfait.

Essai par la magnésie nitrique de Roberts. — Le docteur Roberts a imaginé une autre modification de l'essai à l'acide nitrique, modification en somme suggérée par la réaction imaginée par C. Gerhardt en 1856, et qui consiste à saturer l'urine par le sulfate de magnésie, filtrer et essayer le liquide pour l'albumine par l'acide nitrique. Le

---

(1) Recherche de l'albumine dans l'urine. *Bulletin général de thérapeutique*, tome 92, 1887, p. 308.

(2) Le docteur Geo. Johnson déclare que l'ensemble des réactifs comprenant comme composition ou addition les acides acétique ou citrique donne avec la mucine de l'urine normale une opalescence ou léger trouble que l'on ne peut distinguer de celui qu'occasionnerait de légères traces d'albumine.

liquide réactif se compose de 1 volume d'acide nitrique fort et 5 volumes d'une solution saturée de sulfate de magnésie. Ce réactif est, dit-on, d'un emploi plus rapide et plus sensible que l'acide nitrique et son action sur l'albumine, la mucine et les peptones est semblable. Il forme un liquide, claire solution, qui ne fume pas à l'air, ne tache ni ne brûle les doigts, a sur les matières colorantes de l'urine une action moindre que celle de l'acide nitrique, et peut enfin être transporté dans un flacon à bouchon de liège sans risque d'accident. Le docteur Henry B. Millard en fait le plus grand éloge et dit que, eu égard à son emploi délicat, exact et facile, c'est le réactif le plus satisfaisant qui puisse être employé. D'après lui, il décèle moins de 1 partie d'albumine dans 150.000 parties d'eau, mais il avoue aussi que les acides phénique et acétique ainsi que l'iodure mercurique de Tanret lui sont supérieurs en sensibilité. La solution magnésienne nitrique a une densité de 1240, et est employée par la méthode de contact. Elle ne peut pas être employée avec l'urine clarifiée par la liqueur de potasse, à cause de la décomposition en résultant. Ma propre expérience avec ce réactif est limitée.

Réactif phéno-acétique de Millard. — Ce réactif consiste en acide phénique cristallisé (95 °|₀) et acide acétique pur. On mêle, on ajoute de la liqueur de potasse et l'on filtre. Millard déclare que cet essai a une sensibilité égale à celle du réactif Tanret, de la solution picrique, que comme eux il précipite la mucine, la peptone et les alcaloïdes, qu'enfin il doit être employé avec les mêmes précautions. Millard dit aussi que ce réactif décèle 1 partie d'albumine dans 200.000 parties d'urine plus facilement que le réactif à l'iodure double de mercure et de potassium de Tanret et que le précipité qu'il forme avec les alcaloïdes est moindre.

Acide trichloracétique. — Ce réactif est regardé par quelques-uns comme un essai très sensible et estimé conformément à cette manière de voir. On fait une solution saturée de ses cristaux dans l'eau, et on l'emploie par la méthode du contact. Il faut se souvenir que l'acide acétique précipite la mucine, et il n'est pas invraisemblable que la légère ligne blanche, parfois obtenue avec ce réactif alors que d'autres produits donnaient des résultats négatifs, ne soit de la mucine.

Papiers réactifs pour l'albumine. — Tous ces réactifs, à l'exception de la solution saline acide peuvent être employés sous forme de papiers-réactifs imaginés par le docteur Oliver ; ils sont plus spécialement utiles pour les essais cliniques au lit des malades, bien que le docteur Oliver dise qu'ils conservent sur les solutions les mêmes avantages dans le travail du laboratoire (1). Plus récemment le docteur

(1) Les différents modèles de papiers-réactifs imaginés par le docteur Oliver, primitivement fournis par Wilson et Son de Harrougate, à Londres, sont maintenant fournis par Parke, Davis et Cº, de Détroit Michigan, de même que les tubes gradués pour ces essais, le tout réuni dans une boîte spéciale.

Oliver (1) a rejeté tous les papiers réactifs à albumine à l'exception de ceux à base « d'iodure de mercure » et de « ferrocyannure », et il recommande d'employer ceux-ci ainsi qu'il suit :

Emploi des papiers-réactifs. — Un papier mercurique ou ferro-cyanique et un papier citrique sont glissés dans un tube à essai et additionnés d'environ 4 cc. d'eau. Après agitation suffisante d'environ une demi-minute, on retire les papiers, et la solution transparente se trouve prête pour l'essai.

En tenant la pipette qui contient l'urine dans une position verticale au-dessus du tube, on fait y couler l'urine par gouttes. Si quatre gouttes d'urine ajoutées à la solution mercurique et six gouttes ajoutées à la solution ferrocyanique (2) ne donnent par trace de *lactescence* lorsqu'on regarde le contenu du tube sur un fond obscur éloigné, on peut être certain que si l'urine contient de l'albumine, la quantité présente est si faible qu'elle ne pourrait être décelée par l'acide nitrique appliqué d'après la méthode du contact. Si une légère lactescence apparaît en ces conditions, elle représente une trace d'albumine décelable par l'acide nitrique.

Si les premières gouttes d'urine ajoutées ainsi au réactif ne produi-sent aucun résultat, on doit continuer à verser le liquide et alors, si au lieu de quatre gouttes pour la solution mercurique et six pour la solution ferrocyanique, il en a fallu dix pour la première et quinze pour la seconde pour produire une opacité appréciable, cela correspond à une quantité d'albumine réellement décelable par la chaleur et l'acidifica-tion. S'il est nécessaire d'employer vingt gouttes d'urine pour le premier réactif, et trente pour le second, on peut être sûr que la trace d'albumine ainsi reconnue ne le serait que par acidulation soignée et ébullition subséquente.

Dans le cas d'essai mercurique, si une réaction se produit, la solution doit être portée à l'ébullition pour reconnaître la présence ou l'absence d'une des protéines diffusibles, peptones ou hémi-albuminose. Si l'opacité persiste ou est augmentée par la chaleur, c'est qu'elle est due à l'albu-mine ; mais si elle est diminuée ou entièrement supprimée, de toute évidence c'est qu'elle est due à la présence d'une substance protéique soit isolée, soit jointe à l'albumine. La réaction à base mercurique à laquelle est appliquée la chaleur doit être considérée comme beaucoup plus propre que celle à base de ferrocyanure pour déceler les protéines qui peuvent apparaître dans l'urine ; la seconde ne précipite, en effet, que l'albumine exclusivement.

---

(1) *Betside urine Festing,* London 1885.

(2) Pour la solution ferrocyanique, on doit attendre une minute, temps nécessaire au développement de la réaction avec une trace d'albumine.

Remarques
sur la recherche de petites quantités d'albumine.

(Méthode de l'auteur).

Il est habituellement facile de déterminer la présence dans l'urine de l'albumine, lorsque celle-ci y existe en abondance. L'application de la chaleur précipitera l'albumine même d'une solution alcaline, si celle-ci en est fortement chargée, tandis que l'addition de quelques gouttes d'acide écarte toute chance d'erreur. Mais il arrive fréquemment de voir échapper aux recherches de petites quantités d'albumine dont les significations diagnostique et pronostique seraient parfois plus importantes que celles de grandes masses de ce produit. Ces grandes masses d'albumine ne sont souvent aussi pas facilement décelable par suite des irrégularités de combinaisons qu'elles présentent avec les acides et les alcalis, les transformant en corps ainsi nommés alcali et acide-albumines. Le paragraphe suivant est précisément destiné à élucider ces questions et éviter de telles erreurs.

Dans toutes les circonstances ordinaires de recherche de l'albumine, l'essai le plus typique est sans contredit celui à l'acide nitrique avec emploi de la méthode de contact ; et, dans la majorité des cas, cet essai soigneusement appliqué, même dans les mains d'un praticien non expérimenté, décelera la présence de l'albumine tandis que celle-ci pourrait passer inaperçue par application simple de la chaleur et de l'acide nitrique. Cet essai n'est toutefois pas encore aussi sensible, je crois, que celui que je vais décrire maintenant (1).

Plusieurs des praticiens ayant essayé la recherche de l'albumine par la méthode de la chaleur et celle de l'acide, ont remarqué que, après ébullition et addition d'acide nitrique, l'urine pouvait conserver son aspect limpide, mais que cette même urine, mise de côté pendant douze heures ou jusqu'au lendemain matin, donnait alors un faible précipité. En supposant que l'urine ait été convenablement filtrée préalablement, ce dépôt ne peut être que : 1° des urates acides ; 2° de l'acide urique ; 3° du nitrate d'urée ; 4° de l'albumine. Le premier de ces produits résulte de la décomposition des urates neutres par l'acide ; le second est dû à une action ultérieure de l'acide sur les urates acides avec séparation complète en résultant de l'acide urique, de la soude, de la potasse, etc., avec lesquelles l'acide urique était combiné ; le troisième se rencontre seulement lorsque l'urine est très concentrée et renferme une proportion inusitée d'urée. Le second et le troisième de ces précipités possèdent des formes cristallines bien connues les faisant vivement reconnaître au microscope ; mais les urates acides et l'albumine, étant l'un et l'autre

(1) Voir un travail de l'auteur *Notes on Albuminuria* dans les actes de la Société médicale des Etats de Pensylvanie. Année 1887, page 644.

amorphes, ne peuvent être aussi facilement distingués. *Tous* ces précipités, à l'*exception* toutefois de l'*albumine*, disparaissent par réapplica-
tion de la chaleur. Ainsi, en tous cas, l'urine ayant été traitée par la
chaleur et l'acide nitrique, et ayant laissé déposer un précipité après dix
ou douze heures, doit être portée de nouveau à l'ébullition, c'est que ce
précipité est constitué par de l'albumine.

Méthode de l'auteur.

Méthode de l'auteur. — Ma méthode personnelle d'examen de
l'urine au point de vue de l'albumine est donc invariablement la
suivante :

I. *A moins que l'urine ne soit parfaitement claire,* elle est d'abord
filtrée; et si la clarification n'a pas été ainsi suffisante, on la rend
limpide par un traitement à l'alcali concentré et au fluide magnésien
suivant les indications précédentes. On porte alors à l'ébullition une
partion du liquide filtré en ayant soin de se placer dans un *éclairage
favorable* pour déceler la moindre diminution de transparence qui puisse
se produire.

On ajoute une goutte ou deux d'acide nitrique, et l'on considère
comme occasionné par des phosphates de chaux et de magnésie, non par
de l'albumine, le précipité qui disparaît en ces conditions. L'addition
de l'acide nitrique doit être faite prudemment jusqu'à excès franc —
15 à 30 gouttes — mais sans dépasser cette limite de crainte qu'une
faible proportion d'albumine ne soit redissoute par l'excès d'acide.
Si un léger trouble persiste, si léger qu'il soit, il est occasionné par
l'albumine, et l'essai peut être considéré comme terminé quoiqu'il soit
préférable de mettre le tube de côté de façon à permettre à l'albumine
de se déposer de façon à ce qu'on puisse approximativement en apprécier
le poids. Et alors, si le moindre doute existait sur la présence de l'albumine, le tube étant rangé avec soin à l'abri de la poussière pendant six
à douze heures, on apprécierait la moindre trace de sédiment se formant,
sédiment que l'on pourrait traiter à nouveau par la chaleur.

II. On introduit au moment de s'en servir environ deux centimètres
de solution saline de Roberts ou d'acide nitrique incolore au fond d'un
tube à essai. Le réactif étant recouvert d'une quantité équivalente
d'urine que l'on laisse couler doucement de la façon décrite plus haut
on examine avec soin à la lumière blanche le point de contact des deux
liquides. Il est encore préférable de faire cette observation en tenant le
tube en face d'une bande obscure produite soit par un livre, une
brochure ou une manche d'habit, de façon que la lumière puisse frapper
obliquement la ligne de jonction des deux liquides au moment où l'on
regarde en face de la bande obscure.

Lorsque ce double essai est fait soigneusement, ainsi que je viens de
le décrire, il est à peu près impossible qu'une erreur se produise dans la
recherche de l'albumine. Toutefois, lorsque ce corps se présente en
abondance dans l'urine, il n'est pas absolument nécessaire d'appliquer
la méthode de la chaleur modifiée ou celle du contact pour l'acide

nitrique, bien que cette dernière ait toujours cela d'utile qu'elle fournit en même temps un moyen approximatif d'estimation de la quantité d'albumine présente (1).

Estimation quantitative de l'albumine

Méthode pondérale. — Il est de la plus haute importance que l'on puisse, dans le cours du mal de Bright, être à même de comparer jour à jour les quantités d'albumine contenue dans l'urine. La seule méthode exacte consiste en la précipitation par l'acide acétique et l'ébullition, la séparation de l'albumine par filtration, la dessication et la pesée au moyen de balances d'une grande exactitude. Cette méthode, toutefois, exige trop de temps pour être employée pratiquement, et l'on doit se rejeter sur des méthodes approchées.

Dosage approximatif par l'ébullition. — La plus simple de ces méthodes approchées consiste à faire bouillir dans un tube à essai, une quantité donnée d'urine, ajouter quelques gouttes d'acide nitrique et laisser déposer pendant douze heures, en ayant cependant soin de secouer de temps à autre le tube pendant cette période de temps de façon à amener la division uniforme et la précipitation des particules d'albumine. La proportion du volume occupé — un quart, un huitième, une trace, etc — sert à indiquer la quantité d'albumine. On obtient une plus grande précision en débarrassant par une filtration préalable l'urine des urates, épithélium ou matières étrangères qui peuvent indûment augmenter le volume du précipité en s'abaissant également au fond du tube.

L'essai suivant n'est qu'un raffinement de celui-ci.

Dosage par l'albuminimètre Esbach. — Cet albumininimètre consiste en un tube gradué et marqué de deux traits U et R. On l'emploie ainsi : verser de l'urine jusqu'en U, puis jusqu'en R de la solution — réactif composé de : acide picrique 10 grammes; acide citrique, 20 grammes, — et eau, quantité suffisante pour faire un litre.

---

(1) L'observation suivante publiée par le docteur Brown-Séquard dans le premier numéro (1873) des *Archives de Médecine scientifique et pratique,* résume quelques-unes des difficultés rencontrées dans la pratique des procédés considérés comme très simples pour la recherche de l'albumine. « Si nous essayons précisément par la chaleur une urine contenant de l'albumine (après avoir constaté qu'elle est naturellement acide), nous ne pouvons y trouver le moindre précipité. Si nous lui ajoutons de l'acide nitrique après ébullition et refroidissement, la moindre trace de précipitation de l'albumine n'est pas non plus décelable. *Mais si nous portons une seconde fois l'urine à l'ébullition, maintenant qu'elle a été acidifiée, la solidification de l'albumine se produit promptement.*

Il dit ultérieurement : « Dans trois cas dans lesquels le microscope montre des tubes-cylindres dans l'urine, l'albumine contenue dans ce liquide est tellement modifiée par la chaleur que l'urine (qui était naturellement

Fermer le tube avec soin et mélanger le contenu avec précaution ; laisser le mélange au repos pendant vingt-quatre heures, et lire alors la quantité d'albumine précipitée. Chacune des grandes lignes auquel le précipité atteint, représente un gramme d'albumine dans un litre d'urine.

Dosage approximatif par l'acide nitrique. — La méthode suivante d'estimation quantitative appropriée au moyen du procédé d'Heller à l'acide nitrique a été donnée par Hoffmann et Ultzman. D'après ces auteurs, si la zône blanche d'albumine a l'épaisseur de deux à trois millimètres, est délicate et de couleur blanc pâle, n'a point l'apparence granulée et apparaît nettement définie seulement lorsqu'on la place en face d'un fond obscur, la quantité d'albumine est inférieure à un demi pour cent. Si la zône est de quatre à six millimètres d'épaisseur, granuleuse, blanche, opaque et perceptible sans fond noir, la quantité est considérable, un quart à un demi pour cent. Si, toutefois, la zône d'albumine apparaît granuleuse et floconneuse, et tombe en masse plus ou moins granuleuse au fond du tube, qu'en agitant l'albumine au moyen d'une baguette de verre, le mélange présente la consistance et l'apparence de crême aigrie, alors la quantité est très grande un à deux pour cent.

Méthode approchée d'Oliver. — Une meilleure méthode quantitative est celle imaginée par le docteur Oliver. Elle consiste à précipiter toute l'albumine d'une quantité donnée d'urine au moyen du papier réactif mercurique, à comparer la diminution de transparence en résultant avec celle produite par la coagulation de l'albumine d'une solution étalon titrant un millième de ce produit. Ce degré d'opacité est imité dans la solution étalon au moyen d'un précipité d'albumine par l'ammoniaque qui représente la dixième partie du un pour cent d'albumine. Cette solution est conservée dans des tubes parfaitement clos, d'un modèle spécial. L'essai est fait ainsi qu'il suit : dans un tube à essais applati, gradué jusqu'à douze grammes de dix en dix divisions, on verse 1 gr. 20 d'urine, puis un papier réactif à base d'iodure mercurique est glissé dans le fond du tube. Après avoir convenablement agité, on examine le trouble en résultant en plaçant derrière le tube un carton portant imprimées des lignes de largeurs différentes. Si l'opacité est

acide) étant *simplement* bouillie, l'addition d'acide nitrique en petite ou grande quantité, à basse température ou au degré de l'ébullition ne produisait pas la solidification de cette substance protéique. Mais lorsque j'ajoutais une petite ou une grande quantité d'acide nitrique à l'urine primitive non bouillie et que je portais à l'ébullition, la coagulation ordinaire se produisait et en même temps le précipité habituel se formait. Il est évident, aussi, qu'il y a parfois dans l'urine une variété d'albumine non coagulable par la chaleur. »

La leçon à tirer de ces faits, est qu'il est nécessaire d'employer les deux méthodes, savoir : acidifier d'abord l'urine puis porter le mélange à l'ébullition, ou faire premièrement bouillir l'urine et secondement lui ajouter l'acide. J'estime, toutefois, que si la méthode décrite plus haut est suivie avec soin, la présence de l'albumine ne peut être méconnue.

telle qu'elle masque la totalité des lignes, on ajoute de l'eau peu à peu de façon à ne pas dépasser 3 c.c. 6, on agite de nouveau le tube et on l'examine sur la carte. Si l'opacité dépasse encore celle de la solution étalon, ainsi que le montre la carte rayée placée derrière le tube à albumine, on ajoute de l'eau de nouveau par 0 c. c. 6 à la fois jusqu'à ce que l'opacité du mélange corresponde exactement à celle de la solution-étalon. Une simple comparaison entre la valeur connue de la solution-étalon et le chiffre de volumes dont l'urine a été diluée, fournit les proportions de l'albumine. Sachant que l'opacité de la solution-étalon correspond à un millième, cinq dilutions doivent être 0,5 pour 1000, six 0,6 pour 1000, et ainsi de suite.

Lorsque les lignes de la carte sont visibles immédiatement sans dilution aucune, la quantité d'albumine est inférieure à 1 pour 1000.

Des proportions d'Albumine rencontrées dans l'urine. — Il existe une grande négligence dans la façon dont les médecins parlent de la quantité d'albumine trouvée dans un échantillon d'urine. Ainsi nous lisons souvent qu'un spécimen contient 25 pour 100, ou même 50 pour 100 d'albumine. Les proportions s'entendent ordinairement du volume mais elles ne donnent pas d'indications sur ce qu'il en existe en moyenne. En fait, le chiffre maximum d'albuminurie qui puisse se présenter en une urine doit être probablement 3 à 5 pour 100, parce que le sérum sanguin ne contient seulement que 5 pour 100, et qu'une albuminurie à 2 pour 100 est déjà considérable. Un demi pour 100 est le chiffre le plus commun, et quelques urines albumineuses contiennent beaucoup moins de un demi pour cent de matières protéiques.

Il est encore souvent d'usage d'estimer la quantité d'albumine rendue dans les 24 heures de façon à se rendre compte de ce que le rein laisse perdre dans son système filtrant en totalité. Supposez, par exemple, que le pourcentage de l'albumine ait été trouvé de 0,50 à 1 pour cent, et que la quantité d'urine ait été de 1500 c c. en vingt-quatre heures, la perte d'albumine journalière est de 15 fois la quantité du pourcentage, soit de 7 grammes 50 à 15 grammes. Supposez que le pourcentage ait été de 2 pour cent, ce qui est une forte proportion d'albumine, et le volume de l'urine 1200 c.c. ; l'albumine total aurait été de 24 grammes. L'avis de Senator est qu'une demi-livre de bœuf supplée à la perte d'une pareille quantité d'albumine pendant une semaine.

Autres protéines trouvées dans l'urine

Depuis longtemps déjà on avait reconnu qu'il pouvait exister dans l'urine diverses modifications de l'albumine, soit isolées, soit associées avec celle-ci ; mais depuis l'introduction dans les les recherches d'essais délicats, on a apporté plus d'attention à ce sujet.

Les plus constantes de ces modifications de l'albumine sont :

La Séro-Globuline, la Globuline ou Para-Globuline.

La globuline est presque toujours associée à la séro-albumine, dont elle peut être séparée par la méthode suivante due à Pohl : — Rendre l'urine faiblement alcaline par l'hydrate d'ammoniaque, et peu après filtrer pour séparer le précipité des phosphates. Alors ajouter à l'urine à volume égal une solution saturée de sulfate d'ammoniaque. Si un précipité se forme, il est dû à la globuline.

La globuline est aussi séparée en diluant l'urine après filtration jusqu'à ce que la densité ne soit plus que de 1003 à 1002. Parfois un trouble apparaît de suite, du à la séparation de la globuline. Mais cette protéine est complètement séparée en faisant passer pendant deux à quatre heures un courant d'acide carbonique au travers du liquide dilué. Dans l'espace de 24 à 48 heures, la globuline tombe au fond du vase sous forme d'une substance floconneuse d'un blanc-laiteux. Le liquide surnageant contient l'albumine. L'urine doit être neutre ou alcaline pour le premier essai ; pour le second, il faut l'acidifier légèrement par quelques gouttes d'acide acétique dilué.

Cette réaction est basée sur ce fait que la paraglobuline est retenue en solution par le chlorure de sodium, et autres sels neutres toujours présents dans l'urine. Lorsque les urines ont été diluées largement avec de l'eau suffisamment pure, le pourcentage en sels neutres est assez réduit pour que la globuline se sépare de la solution.

Le docteur Roberts (1) a inauguré la modification suivante et simple de cet essai : Remplir un verre à urine ou un tube d'essai avec de l'eau, et y laisser tomber goutte à goutte une certaine proportion d'urine albumineuse. Dans quelques cas, chaque goutte qui tombe laisse derrière elle comme une trainée laiteuse, et lorsqu'un nombre suffisant de gouttes a été mêlé à l'eau, celle-ci prend dans son ensemble une apparence opalescente comme si elle avait été additionnée de quelques gouttes de lait. L'addition d'acide acétique tend à faire disparaître l'opalescence, parce que la globuline est soluble dans l'acide acétique concentrée, comme elle l'est aussi dans une solution d'acide chlorhydrique au centième. La chaleur la sépare complètement d'une solution de chlorure de sodium.

Note. — Bien que dans le sang la globuline soit en proportion moindre que la sérine dans le rapport avec elle de 1 à 1,5, il arrive parfois que non seulement la globuline accompagne fréquemment la sérine mais même la dépasse de beaucoup comme quantité dans l'urine. Dans la maladie lardacée du rein, d'après Senator, il se présente précisément ce cas que la globuline est de beaucoup supérieure à le sérine. Ce même phénomène est encore constaté dans la néphrite aiguë, l'hypérémie résultant d'un empoisonnement par les cantharides, enfin dans l'albuminurie liée à des troubles de la digestion.

(1) Discussion sur l'albuminurie devant la Société pathologique et clinique de Glasgow, p. 17. Reproduite par le *Glasgow Medical Journal*, 1884.

Mucine. — Cette matière protéique que l'on trouve en abondance dans l'urine ayant passé au travers des voies urinaires irritées existe aussi, dit-on, dans toutes les urines. La chaleur, à la température de l'ébullition, ne le précipite pas de ses solutions : mais l'alcool, les acides minéraux dilués et tous les acides végétaux, excepté, d'après le docteur Jonhson, l'acide picrique, la coagulent et la séparent de l'urine. D'après le docteur Oliver, on ne doit point faire en ce sens d'exception pour l'acide picrique, et cet auteur craint qu'à l'aide des procédés rapides employés dans toutes les observations cliniques on ait confondu la mucine avec des traces d'albumine. (1)

Le docteur Roberts et le docteur Millard comprennent également l'acide picrique au nombre des réactifs précipitant la mucine.

Recherche de la Mucine. — Les réactifs habituellement employés pour déceler la mucine sont les acides citrique et acétique mis en usage d'après la méthode de contact, l'acide étant introduit le premier.

La mucine est aussi précipitée par l'acide nitrique ; juste au-dessus du point de contact, il se forme un coagulement se formant graduellement en apparence de nuage, contrairement à l'albumine qui est précipitée en un coagulement blanc et opaque. Lorsqu'à la fois l'albumine et la mucine se rencontrent dans l'urine ; la seconde se montre dans la portion supérieure des couches d'urine, tandis que le précipité de la seconde est exactement au point de contact des deux liquides. Les précipités d'albumine diffèrent des dépôts similaires d'urates acides en ce qu'ils ne sont point dissipés par la chaleur. La méthode suivante peut encore être suivie :

A un volume d'urine on ajoute trois volumes d'alcool fort, et on laisse en repos pendant quelques heures ; la mucine comme tous les autres albuminoïdes sont alors précipités. On filtre et on lave le précipité avec de l'alcool, puis à l'eau chaude. Le filtratum, qui doit contenir la mucine, est ensuite fortement acidifié par l'acide acétique ; si un trouble apparaît, ce trouble est dû à la mucine.

La méthode de contact peut aussi être employée avec les acides acétique ou citrique.

Réaction de la Mucine dans l'urine normale. — D'après le docteur Oliver, lorsqu'une urine absolument normale est traitée par une solution d'acide citrique, il apparaît au bout de quelques minutes, au plan de contact des deux liquides, une zône blanchâtre très délicate qui se prononce graduellement de plus en plus ; c'est de la mucine. Cette réaction fournie par la méthode de contact devient tout à fait inappréciable ou appréciable seulement au moindre degré lorsque le liquide réactif s'est diffusé dans la masse de l'urine. Elle peut encore

(1) « On Betside Urine Testing ». Third édition London, 1885, p. 111, Note.

être étudiée en ajoutant à 4 c. c. d'urine transparente un papier réactif à l'acide citrique ; s'il y a de la mucine, en proportion supérieure à la normale, une faible lactescence se produit. ·

Si encore à l'urine normale, acidifiée par l'acide citrique on ajoute un papier-réactif mercurique, on peut en tenant l'urine à la lumière ou sur un fond noir déceler le moindre trouble. Ce trouble, d'après le Dr Oliver, disparaît en appliquant la chaleur à 100° C., mais il réapparaît par refroidissement pour disparaître par une nouvelle action calorifique. Si dans un autre sens, l'on applique la méthode de contact et le réactif iodo-mercurique à la recherche de la mucine, l'opacité qu'elle aura produit par sa précipitation ne devra pas disparaître sous l'influence de la chaleur (1). Si ces observations sont exactes, l'application de la chaleur supprime toute cause d'erreur dans la recherche de l'albumine par l'iodure mercurique *lorsque ce réactif est employé sous forme de papier-réactif.* Ces faits font regarder par le Dr Oliver ce mode d'emploi du réactif iodo-mercurique comme plus avantageux que celui de la solution.

Peptones. — La fréquence des peptones dans l'urine appelle l'attention sur ce très-important principe pouvant être rencontré dans le liquide urinaire. Il a été beaucoup ajouté récemment à nos connaissances sur la peptonurie, mais il est possible que des recherches ultérieures viennent modifier et compléter ces travaux. .

On sait généralement que les peptones sont des matières protéiques considérées comme résultat final des digestions gastrique et pancréatique. Elles peuvent aussi dériver de l'albumine par l'action continue des acides et des alcalis, par l'action décomposante des bactéries, comme enfin aussi sous l'influence d'une température soutenue de 132° à 145° C.

Les peptones diffèrent de l'albumine et de l'hémialbuminose ou propeptones en ce qu'elles ne sont point précipitées par la chaleur ni par l'acide nitrique, non plus que par l'acide acétique combiné au chlo-

(1) Nous recommandons tout spécialement aux étudiants d'étudier les réactions de la mucine dans l'urine normale en additionnant celle-ci de salive comme le fait le Dr Oliver. On doit mêler à parties égales la salive filtrée et une solution de sel faite dans les proportions d'une pour trente parties, ajouter une goutte d'acide acétique ou un papier-réactif citrique pour une colonne de 10 centimètres et porter à l'ébullition ; il se produit alors une faible lactescence due à une trace d'albumine. On filtre et l'on ajoute alors cette solution fortement mucilagineuse à de l'urine exempte d'albumine soit à parties égales soit dans la proportion d'une pour deux parties, selon qu'on désire charger l'urine de plus ou moins de mucine. Dans tous les cas l'urine serait encore ainsi plus fortement mucilagineuse qu'on ne peut la trouver dans la pratique expérimentale. La filtration d'un tel liquide étant lente, elle peut être omise, à condition de garder une partie du liquide pour le comparer avec celui de la réaction. Si l'on ajoute alors à 4 grammes du liquide un papier citrique et un papier mercurique, il se produit une opacité exactement comparable à celle que donnerait une petite proportion d'albumine, *mais en différant en ce qu'elle disparaît complètement sous l'influence de la chaleur. L'opacité réapparaît lorsque la température*

rure de sodium et au cyanure de potassium. Comme l'albumine et les propeptones, elles sont précipitées par le tannin, le sublimé corrosif, l'acide phospho-tungstique, le réactif de Millon, par le tungstate de soude, l'iodure mercuro-potassique et l'acide picrique (les trois derniers réactifs étant considérés comme les plus sensibles de tous ceux récemment imaginés pour la recherche de l'albumine) ; mais lorsque les peptones sont précipitées par les agents chimiques, le précipité est redissout par la chaleur. Elles sont encore caractérisées par la réaction pourpre que prennent leurs solutions sous l'influence de l'hydrate de soude en présence d'une petite quantité de sels de cuivre. La sensibilité de cette réaction, dite « réaction du biuret », est augmentée par la faible coloration du liquide spécialement par la couleur jaune de l'urine, et elle est si délicate qu'elle décèle facilement 1 partie de peptone pour 1000 de liquide. Cette réaction appartient également aux propeptones ; tandis que les mêmes conditions donnent avec l'albumine une coloration bleue, — quoique parfois on obtienne également avec cette dernière substance une couleur rouge ou violette. On a dit qu'il existait entre les peptones et l'albumine les même relations chimiques qu'entre le sucre de fruit et l'amidon, — c'est-à-dire que les peptones seraient des hydrates d'albumine.

Ni le sang, ni l'urine normale, à l'état sain, ne contiennent de peptones ; et même pendant la digestion la veine-porte n'en offre que des traces. Injectées dans le sang, elles disparaissent promptement étant détruites par les divers organes du corps ; une faible proportion s'élimine toutefois par l'urine. Les organes paraissent aussi en retenir une petite quantité quand la digestion complète des matières albumineuses en a introduit dans le sang. Il paraît aussi que les peptones sont converties en albumine au moment où elles sont absorbées par la circulation, dans l'acte vrai de l'absorption, quoique d'après Plosz, Maly et Adamkiewicz elles soient incapables de se substituer à l'albumine du sang. En état de santé, on retrouve les peptones dans les divers organes du corps, et elles font partie constituante du pus d'une façon normale comme l'a montré le premier Hofmeister.

s'abaisse et que par refroidissement elle arrive à excéder celle de la masse originale. La chaleur peut encore la dissiper comme précédemment. Si l'on ajoute à une trace d'albumine l'urine chargée de mucine, la chaleur peut facilement dissiper le trouble occasionné par les papiers réactifs, le trouble restant étant alors dû à l'albumine.

Entre l'albumine pour principe de départ et les peptones comme éléments d'arrivée du processus de la digestion des matières albuminoïdes il existe un certain nombre de corps intermédiaires connus sous la dénommination d'*albuminoses*, parmi lesquels les plus importants sont la syntonine (acide-albumine) qui est produite par les organismes bactériens, et parmi ces agents, il en est, comme par exemple, les bactéries pyogènes, qui peuvent se développer dans l'urine. Ils peuvent toutefois, sans aucun doute, être aussi sécrétés par le rein en provenant du sang, dans lequel ils sont introduits par des états morbides divers, spécialement par les affections à suppurations, les empoisonnements par le phosphore, la fièvre typhoïde, la tuberculose et d'autres maladies que nous dénommerons plus loin à la rubrique « signification clinique de la peptonurie. »

Recherche des peptones. — Les meilleures méthodes de recherches des peptones sont celles qui demandent un traitement préliminaire de l'urine paraissant en contenir. Et c'est à Hofmeister dont nous en sommes redevables. Le plus simple de ces procédés est :

Essai au Phosphotungstate de Soude (1) — 1° L'urine est décolorée et privée de mucine en traitant un échantillon d'un demi-litre par une solution d'acétate neutre de plomb jusqu'à ce qu'un précipité floconneux et épais se soit produit ; alors on filtre.

2° Dans une portion du filtratum on ajoute de l'acide acétique et quelques gouttes d'une solution de ferrocyanure de potassium. Il se produit un trouble ou même un précipité dû à l'albumine, et l'addition du ferrocyanure doit avoir lieu tant que ce trouble est constaté. On doit séparer l'albumine par filtration.

3° On ajoute au nouveau filtratum la cinquième partie de son volume d'acide acétique concentré, puis de l'acide phosphotungstique acidulé par l'acide acétique. (2) S'il ne survient aucun précipité au bout de quelque temps de repos, c'est que l'urine ne contient pas de peptones ; il faut toutefois attendre, parfois au moins dix minutes, laps de temps après lequel le précipité apparaît ; et dans ce cas il y a peptonurie.

Essai dit du « Biuret ». — Traiter l'urine par l'acétate de plomb, filtrer, et ajouter au liquide parfaitement clair une solution concentrée de tannin tant qu'un précipité se produit. Laisser déposer 24 heures, jeter sur un filtre, et laver avec de l'eau contenant de l'acide tannique et du sulfate de magnésie. Le précipité est ensuite placé dans une capsule avec une solution saturée de baryte et même un fragment de baryte caustique solide et le tout maintenu à la température de l'ébullition pendant quelques minutes. Si l'on n'a pas soin de faire un mélange très intime de la baryte et du précipité, il se sépare pendant l'ébullition des masses résineuses qui proviennent de l'action propre de la baryte. Après un refroidissement de quelques minutes, le mélange est filtré et de nouveau additionné d'eau de baryte tant que le filtratum s'écoule coloré en brun ; on doit obtenir un liquide incolore ou faiblement jaune.

Le filtratum ainsi préparé sert à produire la réaction du « biuret », en ajoutant simplement d'abord de la solution de soude ou potasse jusqu'à réaction alcaline franche, puis goutte à goutte une très faible solution de sulfate de cuivre. S'il apparaît une couleur rouge, l'addition de la solution cuivrique doit être continuée jusqu'à ce que la teinte

(1) Neubauer et Vogel. 8me édition, 1881, p. 138, et *Zeitschrifs für Physial. Chemic.* 5-73.

(2) La solution d'acide phosphotungstique se prépare en ajoutant à une solution bouillante de tungstate de soude assez d'acide phosphorique pour produire une réaction acide. Après refroidissement, le liquide doit être fortement rendu acide par les acides acétique ou chlorhydrique. Après repos d'un jour, on filtre.

devienne violet rouge intense. S'il n'existe pas de peptones présentes, la masse prend simplement une teinte verte ou verdâtre. Le précipité de baryte qui se forme simultanément ne doit point faire interrompre l'essai ; car ce précipité tombe rapidement au fond du tube tandis que le liquide surnageant conserve la couleur acquise.

On peut encore ajouter au filtratum plombique la moitié de son volume ou un volume égal d'acide chlorhydrique concentré, puis une solution d'acide phosphotungstique jusqu'à ce que le mélange ne donne plus lieu à un précipité. Ce dernier est rapidement séparé de la masse par filtration, surtout si on le laisse reposer, et il apparaît alors à la surface un second précipitité, rouge, qui sert à la démonstration subséquente de la peptone. Il est, à cet effet, jeté sur un filtre et lavé avec une solution d'acide sulfurique de trois à cinq pour cent, jusqu'à ce que le filtratum passe incolore. On le place alors dans une capsule où on le mêle intimement avec un fragment de baryte caustique, on ajoute de l'eau, on chauffe pendant un certain temps et on filtre. Si l'application de la chaleur a été exagérée, le filtratum obtenu est brun ou trouble. C'est en tous cas sur le filtratum qu'est essayée la réaction du « biuret ».

Cette seconde méthode est très courte et des plus sensible, décelant d'après Neubauer, les peptones dans des solutions en contenant moins de 1 gramme par litre, tandis que la méthode à base de tannin n'en décèle que de 1 gramme 50 à 2 grammes. Ce procédé est celui préféré par Von Jacskch, à qui nous sommes également redevables de nos connaissances sur la peptonurie et sa signification clinique.

PROCÉDÉ DE RALFE. — Un procédé grossier pour la recherche des peptones, procédé que l'on peut employer lorsqu'on se trouve en présence de proportions considérables du produit, consiste à placer 3 centimètres cubes 5 de liqueur de Fehling au fond d'un tube à réaction, et à les recouvrir très doucement d'une égale masse d'urine. Au point de contact des deux liquides se présente un précipité de phosphates ; puis au-dessus, s'il existe des peptones, il se forme un anneau délié coloré en rose, surnageant le précipité de phosphates. Si les peptones étaient mélangées à de l'albumine, l'anneau serait pourpre.

RÉACTIF DE RANDOLPH, AU NITRATE ACIDE DE MERCURE ET A L'IODURE DE POTASSIUM. — Cette méthode décrite par le Dr N. Archer Randolph, de Philadelphie, est basée sur ce fait que, si au réactif de Millon l'on ajoute une solution aqueuse d'iodure de potassium, il se produit un précipité rouge d'iodure mercurique, tandis que si l'on a en même temps la présence de peptones ou d'acides biliaires, le précipité est jaune. A cinq c. c. d'urine froide et peu acide on ajoute deux gouttes d'une solution saturée d'iodure de potassium, puis trois à quatre gouttes de réactif de Millon (1) ; si l'on a présentes des peptones

(1) Le réactif de Millon se prépare en dissolvant à l'aide de la chaleur une partie de mercure dans une partie (en poids) acide nitrique concentré, et en diluant avec un égal volume d'eau.

ou des acides biliaires, il se forme un coagulum jaune qui se précipite ;
et la distinction entre les acides biliaires et les peptones doit être faite
par l'un des premiers essais précités.

Signification clinique de la Peptonurie. — Les circonstances
dans lesquelles se présente la peptonurie sont nombreuses. Le fait le
mieux déterminé en ce sens est celui découvert par Maixner, relatif à la
présence constante des peptones dans l'urine, lorsque les corpuscules de
pus se désagrègent dans quelque partie du corps ; et en plus de ces états
diathésiques dans lesquels elles ont été trouvées, il doit probablement
exister aussi une condition de température spéciale. La peptonurie a été
spécialement étudiée par Maixner, V. Jacksch, Fenomenon et Pacau-
couski. Parmi les maladies dans lesquelles les peptones ont été rencontrées, on peut citer la fièvre typhoïde, la variole, la scarlatine, la
tuberculose miliaire, l'érysipèle, l'arthritisme aigu, la tuberculose
pulmonaire, la gangrène du poumon, la pneumonie croupale, la pleurésie
purulente, les embolies, les cancers du tube gastro-intestinal et du foie,
la jaunisse catarrhale, la paramétrite, l'apoplexie cérébrale, la parotidite,
les abcès. Ainsi qu'il a été dit précédemment, la peptonurie peut avoir
pour cause les organismes pyogènes, comme la bactérie « pyogenes
aureus », ou le pneumoccoque et le streptoccoque.

L'exposé précédent souffre une exception relativement aux cas de
cancer de l'appareil gastro-intestinal, du foie et de l'utérus.

Dans le cancer de l'estomac et du petit intestin, Maixner décrit de
bonne heure la peptonurie par absorption par les surfaces ulcérées des
peptones de la digestion ; mais dans le cancer de l'œsophage, du rectum
et de l'utérus, nous estimons que sa seule cause peut résider en la désintégration des tissus de nouvelle formation. D'après Pacancowski, la
presque invariable association de la peptonurie avec le cancer du foie,
impose cette conclusion, qu'en l'état de santé le foie joue dans la
conversion des peptones en albumine, un rôle qu'interrompt le développement du cancer.

L'albumine peut de même coexister avec la peptonurie d'après
Senator, Petri et Poehl, et ce fait a été plus récemment confirmé par
Maixner et Pacancowski. Ce dernier dit même l'avoir vu dans quatre
cas de néphrite chronique et un de néphrite aigüe. La coexistence possible
de ces deux corps, est maintenant généralement admise.

On a aussi émis l'idée que les peptones pouvaient provenir de la
régression de l'albumine par une sorte d'action fermentoire des éléments
cellulaires de l'urine, analogue à celle des bactéries.

Hémialbuminose ou Propeptones. — Cette substance est un
produit intermédiaire entre l'albumine et la peptone, se formant durant
les digestions gastrique et pancréatique. Elle est aussi présente en
abondance, concurremment à l'albumine, dans les contenus stomacaux et

intestinaux, et elle se rencontre aussi, contrairement à la peptone, dans. le sang pendant la digestion. Bence Jones le premier l'a signalé dans un cas d'ostéomalacie ; Kühne, quelque temps après, a rapporté un fait semblable. Comme l'albumine, l'hémialbuminose est insoluble dans l'alcool, faiblement soluble dans l'eau froide, mais très aisément dissoute par l'eau chaude et l'eau ne contenant que des traces d'acide, d'alcalis ou de sels. L'hémialbuminose n'est pas, toutefois, précipitée comme l'albumine de ses solutions aqueuses par la chaleur, mais elle est séparée si les solutions sont très fortement acides et qu'une solution concentrée de sels leur soit ajoutée, Le liquide louche ainsi produit devient transparent sous l'influence de la chaleur, mais il se trouble en refroidissant. Une addition ultérieure et abondante de sels maintient le précipité formé en dépit de la chaleur. L'acide nitrique pur précipite l'hémialbuminose, mais le précipité se dissout à chaud en produisant une coloration jaune intense ; le refroidissement opère de nouveau la précipitation. Un excès d'acide nitrique redissout le précipité même à froid avec production de la même couleur jaune orangé.

Ces réactions différencient nettement l'hémialbuminose des deux corps : peptones et albumine. Elle ressemble à la peptone en ce sens qu'elle produit la réaction du biuret avec un alcali et un sel de cuivre. Elle ressemble à l'albumine en ce qu'elle est précipitée par addition successive d'acide acétique et de ferrocyanure de potassium et aussi par l'acide phosphomolybdique, l'acide phosphorwolframique, le tannin et l'acide picrique ces précipités étant tous toutefois, à l'exception de celui de l'acide picrique, insolubles à chaud.

RECHERCHE QUALITATIVE DE L'HÉMIALBUMINOSE. — On doit d'abord séparer l'albumine. Pour cela, on acidifie l'urine avec quelques gouttes d'acide acétique, puis on lui ajoute un sixième de son volume d'une solution concentrée de sel. On porte à l'ébullition, et on sépare le précipité par filtration ; l'albumine et la globuline restent sur le filtre. Le filtratum ayant été mis à refroidir, s'il survient un trouble, ou s'il s'en produit un à la suite d'une addition nouvelle d'eau salée, qu'en outre ce trouble disparaisse par la chaleur, on peut conclure à la présence de la propeptone. On peut, si l'on veut, séparer du liquide ce précipité par filtration, le redissoudre dans un peu d'eau et le reprécipiter par l'acide acétique et le ferrocyanure de potassium.

L'hémialbuminose peut encore être séparée de ses solutions à l'ébullition par addition d'acétate de fer ou d'hydrate d'oxyde de plomb.

Fibrine. — On rencontre de la fibrine dans l'urine lorsqu'il y a hémorrhagies des voies génito-urinaires, dans les cas d'inflammation intense de ces voies et des reins, et aussi dans une maladie spéciale de fibrinuerie rencontrée à l'Isle de France, enfin concurremment à la chylurie.

RECHERCHE. — La fibrine se reconnaît : 1° à sa coagulation spontanée, dont l'aspect ne doit cependant pas être confondu avec celui du mucus ou des substances glaireuses résultant de l'action du carbonate d'ammoniaque sur le pus ; 2° à sa structure fibrillaire que décèle le microscope.

Les coagula de fibrine peuvent être séparés de l'urine au moyen de la mousseline et d'un lavage à l'eau qui entraîne les principes de l'urine.

Pour être de la fibrine, le coagulatum doit être insoluble dans les alcalis dilués et aussi dans une solution de chlorure de sodium de 5 à 10 pour 100.

La présence de la *Pepsine* et de la *Trypsine* dans l'urine à été indiquée récemment.

Comparaison entre les matières protéiques

L'albumine, l'hémialbuminose et les peptones sont solubles dans l'eau : la globuline ne l'est pas. Toutes ces substances protéiques sont solubles dans les alcalis et les acides, qui forment avec elles des combinaisons binaires solubles, groupont les alcalis avec les acides comme les acides avec les bases. Les produits sont également solubles dans les sels basiques (phosphates et carbonates des alcalis) parce qu'ils leur enlèvent leurs bases. La combinaison de l'albumine avec une base est nommée un albuminate ; celle de l'albumine avec un acide s'appelle acide-albumine-syntonine. Il n'y a pas de terme dénominatif spécial relatif à la combinaison de la globuline avec les acides et les bases.

Si la saturation d'un acide-albumine est neutralisé par un alcali, l'acidité est soustraite à la protéine laquelle est mise en liberté sous sa forme insoluble et se dépose en précipité. Un fait analogue se produit lorsqu'un albuminate est neutralisé par un acide.

L'hémialbuminose bien que soluble dans l'eau est encore plus aisément soluble que la globuline dans les alcalis et les acides ; elle l'est également bien dans les sels neutres. L'albumine et les peptones diffèrent l'une de l'autre, en ce que l'albumine est facilement convertie en albumine précipitable, tandis que la peptone ne peut l'être.

La fibrine enfin, n'est ni soluble dans l'eau comme l'albumine l'hémialbuminose ou la peptone, ni dans les acides dilués à froid ou les alcalis ; pareillement à l'albumine et contrairement à la globuline elle est précipitable dans les solutions salées.

La mucine, comme l'albumine précipitable, n'est pas soluble dans l'eau, mais elle l'est dans les alcalis et les acides minéraux concentrés : autrement, ni les acides minéraux dilués, ni les acides organiques concentrés ne la dissolvent.

L'hémoglobine et la méthémoglobine sont reconnaissables à leur couleur.

VIII. Sucres rencontrés dans l'Urine

Glucose ($C^6 H^{12} O^6$). — Bien que l'assertion de Bence Jones et de Brücke relative à la présence, quoique à faible dose, du glucose, dans l'urine normale, ait été généralement acceptée, et bien que ces travaux aient paru recevoir une confirmation des récentes recherches du Dr Pavy de Londres (1), il y a contradiction avec les observations de Seegen et les très soigneuses expériences de mon collègue le professeur Wormley, qui comfirment les publications de Seegen (2).

Le Dr George Johnson (3), et son fils, G. Stillingfleet Johnson, se sont aussi mis au groupe d'observateurs *niant* la présence du *sucre* dans l'urine normale. Il ne s'en suit pas, toutefois, qu'il ne puisse se présenter quelques circonstances dans lesquelles des traces à peine décelables par les procédés ordinaires, de sucre ne se rencontrent dans l'urine et qu'elles n'aient une signification clinique.

Du grand nombre de procédés cliniques pour la recherche du sucre, nous ne pourrons donner que ceux ayant reçu du temps la consécration de l'expérience ou ceux qui, bien que récents, sont si hautement prônés qu'ils doivent être décrits à titre de documents ; nous recommandrons seulement aux étudiants, au point de vue pratique, de faire choix de l'un d'eux et de se familiariser avec son emploi comme avec les exceptions qu'il peut parfois présenter dans ses résultats. Nous sommes, en effet, convaincus que beaucoup de divergences d'opinion sur la valeur des différents procédés ne sont dues qu'à une inégale expérience des divers observateurs pour un essai en particulier.

Pour débuter, il y a moins de chance de commettre d'erreur par l'emploi d'une solution fraîche de Fehling qu'avec le réactif de Trommer. Toutefois il est nécessaire de se familiariser avec plus d'une méthode, parce qu'il se présente assez fréquemment des cas douteux, et qu'alors l'emploi d'un seul réactif est insuffisant. (Voir spécialement la note sur l'essai qualificatif).

Densité et volume urinaires. — Le poids spécifique seul, lorsqu'il dépasse 1030, peut établir la présomption de la présence du sucre ; et si en même temps l'urine est très peu colorée et que le volume émis en vingt-quatre heures excède 1500 c.c., les présomptions sont de beaucoup augmentées. Cependant ces faits, pour déterminer sûrement l'état de la question demandent l'emploi d'une autre réaction.

(1) Pavy, « Points Connected with Diabetes » London, 1879.
(2) Seegen, « Der Diabetes mellitus » 2 aufl. s. 224.
(3) Johnson, G, Brit. méd. journ. Paris, 8, 1887.

Réactifs à base de cuivre.

L'essai qualificatif aux sels de cuivre a pour principe le pouvoir que possède le sucre de raisins de réduire au minimum d'oxydation l'oxyde de cuivre. Le plus ancien de ces procédés est celui de Trounner, dans lequel l'oxyde de cuivre est mis en liberté à l'état naissant par l'emploi d'un excès de liqueur de potasse ou de soude.

Réaction de Trommer. — 1° A 4 ou 5 c. c. d'urine suspecte, ajouter le quart de son volume de solution de soude ou de potasse. Ajouter alors goutte à goutte une solution de 10 pour 100 d'oxyde de cuivre. Dès l'addition de la première goutte, on voit apparaître un précipité bleu d'hydrate de protoxyde de cuivre, *qui, s'il y a présence de sucre, est redissous par agitation du mélange.* Cette réaction est une présomption de la présence évidente du sucre, mais n'est pas absolument affirmative. On continue à ajouter les solutions cuivriques jusqu'à excès évident, c'est-à-dire jusqu'à ce que le précipité ne se redissolve plus.

On fait bouillir le mélange pendant quelques secondes, et s'il existe du sucre, on constate la production d'un abondant précipité jaune d'*hydrate de protoxyde de cuivre*. Le précipité perd ensuite son eau et se transforme en *protoxyde de cuivre rouge* qui tombe au fond du tube à essais ou adhère à ses parois.

S'il a fallu plus de 5 à 10 gouttes d'oxyde de cuivre pour produire un trouble, l'on doit diluer l'urine avec 4 ou 9 volumes d'eau et recommencer l'essai comme précédemment.

La théorie précise de cette réaction n'est pas connue.

2° Un second mélange de l'urine et des réactifs doit être semblablement fait, puis soumis au repos pendant six à vingt-quatre heures, après action de la chaleur. S'il y avait présence du sucre, un semblable précipité de sous-oxyde cuivreux se produirait.

Au cas où cette réaction serait douteuse, il y a intérêt à faire parallèlement une autre recherche. D'après Neubauer, il existe, en effet, d'autres substances organiques qui réduisent les sels de cuivre ; mais toutefois seulement après une longue ébullition.

Remarques. — Ces observations s'appliquent à tous les essais à base de sels de cuivre et doivent être étudiées avec soin.

1° L'albumine doit toujours être éliminée, car elle intervient dans la réduction de l'oxyde de cuivre.

2° On doit employer ni un excès de solution de sulfate de cuivre, ni une solution trop concentrée, parce que du fait d'une ébullition trop prolongée et d'un excès de cuivre toute urine peut produire un précipité jaune ou jaune-grisâtre qui parfois ne se manifeste que par refroidissement.

3° Si l'on maintient l'ébullition du mélange pendant une demi-minute seulement, il peut arriver que ce soit insuffisant et que le dépôt du précipité n'ait lieu que par suite d'une longue ébullition ; en sens inverse, il peut arriver que, par suite d'une ébullition trop prolongée, certaines matières organiques déterminent une réduction.

4° *On ne doit pas confondre avec le sous-oxyde de cuivre le précipité de phosphates terreux : ce dernier est soit transparent, soit d'une couleur bleue-grisâtre pâle. D'un autre côté, un simple changement de couleur dans le mélange n'est pas suffisant pour faire conclure à la présence du sucre.*

L'urine la plus normale possède, en effet, toujours une action décolorante. Il faut qu'un précipité immédiat, jaune ou rouge, soit produit. Si l'on a le désir d'éliminer toute cause d'erreur due à la précipitation des phosphates, on doit traiter l'urine par la solution de potasse, puis filtrer et ajouter le cuivre.

5° Ainsi qu'il l'a déjà été dit, le protoxyde de cuivre est parfois réduit par d'autres éléments organiques urinaires que le sucre ; *plus spécialement* par *l'acide urique*, l'acide hippurique, les urates, l'hypoxanthine, le mucus, l'indican, l'acide urochloralique qui se rencontre dans l'urine à la suite de l'administration interne du chloral, l'acide glycoabiétique qui passe lorsqu'on a donné de la térébenthine, etc. La créatinine jouit aussi de la propriété de redissoudre l'oxyde de cuivre. Pratiquement, *l'acide urique* est presque la seule cause d'erreur, et *on doit suspecter celle-ci lorsque l'urine est foncée ou rare, les urines sucrées étant la plupart du temps peu colorées et abondantes.* En sens contraire, il peut exister dans l'urine de faibles quantités de sucre et celle-ci ne point réduire l'oxyde de cuivre en présence de certaines autres substances. Ainsi, le docteur Beale (1) a reconnu que le chlorhydrate d'ammoniaque, l'urate d'ammoniaque et les autres composés ammoniacaux produisent ce résultat. Il en est encore de même non seulement de l'albumine, mais aussi, d'une façon plus générale, de toutes les substances organiques en y comprenant la créatine, la créatitnine, la pepsine, les peptones, les matières colorantes urinaires, ec., etc. Lorsqu'il ne se produit qu'une réduction partielle, on constate un précipité jaunâtre. On doit faire attention au poids spécifique, car un précipité de phosphate ne pouvant être confondu avec le sous-oxyde de cuivre se produit toujours et la disparition de la couleur bleue par substitution d'une teinte jaunâtre ne doit pas non plus être confondue avec un précipité. Toutefois, un précipité jaune indique une réduction partielle soit par la présence de matières organiques autres que le sucre, soit par celle du sucre lui-même : on doit en ce cas soumettre l'urine à l'essai du bismuth, ou bien à la fermentation, ou encore si l'on tient en avoir un renseignement précis, à l'essai de Brucke. Lorsque toutes les précautions désirables ont été prises, on peut obtenir des résultats très satisfaisants du réactif de Trommer avec les urines sucrées contenant de 1/2 à 1 pour 100.

(1) « Kidney Diseases and Urinary Deposits ».

4

Modification Salkowski du procédé Trommer. — *Solution.*
n° 1. — Dissoudre 100 grammes d'hydrate de soude, pur et en plaques,
dans 300 c.c. d'eau distillée. S'il existe un sédiment, décanter avec soin
la solution.

Solution n° 2. — Dissoudre 10 grammes de sulfate de cuivre,
chimiquement pur, dans 100 c.c. d'eau distillée ; à 9 c.c. d'urine ajouter
3 c.c. de la solution n° 1 dans un tube d'essai de 20 centimètres, ajouter
alors la solution n° 2, goutte à goutte — en agitant le mélange après
chaque addition — jusqu'à cessation de la dissolution du cuivre.
Chauffer lentement le mélange au dessous du point d'ébullition
(s'appliquer tout spécialement à ce point). S'il y a présence de sucre,
les colorations habituelles verdâtre, ou jaune ou rouge de l'hydrate
d'oxyde de cuivre apparaissant, tout d'abord, dans les couches supérieures du liquide, et ensuite dans toute la masse. Lorsqu'il n'existe
qu'une faible proportion de sucre, il faut laisser reposer le tube à essai
pendant dix minutes, afin de laisser tomber les flocons de phosphates.

Dans la plupart des cas il suffit de maintenir le liquide près de son
point d'ébullition pendant deux minutes.

On dit que, quand cet essai est pratiqué par des mains soigneuses,
il peut démontrer la présence de 0,05 pour 100 de glucose.

Autres solutions cupriques.— Liqueurs de Fehling et de Pavy.

Il a été établi que lorsqu'on ajoutait un alcali à une solution de
sulfate de cuivre, il se produisait un abondant précipité d'hydrate de
protoxyde cuprique. Ce précipité n'est pas soluble dans un excès d'alcali,
mais si des matières organiques étaient présentes ou sont ajoutées, un
excès d'alcali dissout ce protoxyde. C'est pour cette raison que si la
présence du sucre est réelle dans une urine suspecte à laquelle on a
ajouté ces réactifs, le précipité de protoxyde s'est redissous et l'urine
offre un aspect bleu-clair.

Ces faits prouvent que l'on peut constituer une liqueur tenant à
froid le protoxyde de cuivre en solution ; mais en choisissant des substances organiques qui à l'inverse du sucre ne réduisent pas l'oxyde, on
peut de plus obtenir un liquide inactif. De telles substances sont
l'acide tartrique, la mannite et la glycérine que l'on emploie habituellement.

Solution de Fehling. — On dissout 34 gr. 639 de sulfate de
cuivre pur et cristallisé dans 200 grammes d'eau distillée ; on dissout
173 grammes de tartrate de soude cristallisé et chimiquement pur dans

500 ou 600 grammes d'une solution de soude caustique d'une densité de 1120; enfin dans cette solution alcaline l'on verse peu à peu la solution cuprique. On mélange la liqueur claire et on la dilue à un litre ou 1000 c.c.

Dix centimètres cubes de cette solution sont réduits par 0 gr. 05 ou 50 milligrammes de sucre diabétique. Si l'on doit garder quelque temps la liqueur de Fehling, il est absolument essentiel de la placer dans de petits flacons fermés, de 40 à 80 grammes, que l'on scellera et mettra à la cave. On obtient une plus grande garantie de conservation en dissolvant le sulfate de cuivre dans 500 c.c. d'eau, diluant à 500 c.c. la solution du tartrate dans la potasse et conservant séparément les deux liquides dans des flacons à l'émeri. Au moment de l'emploi on mélange les deux solutions à volumes égaux.

En vue d'éviter le défaut bien connu de la liqueur de Fehling — sa tendance à former des dépôts par vieillissement — Schmiedeburg a a imaginé de substituer au tartrate de soude 15 grammes de mannite pure. On doit préalablement dissoudre la mannite dans 100 c.c. d'eau et 500 grammes de solution de soude caustique (du poids spécifique de 1145, et compléter comme précédent la solution. Mon expérience personnelle sur l'emploi de cette solution confirme absolument ce qu'en a dit Schmiederburg et je la recommande vivement.

Liqueur de Fehling à la glycérine. — Dans le même but, on emploie la glycérine ainsi qu'il suit : 1° dissoudre 34 gr. 652 de sulfate de sulfate de cuivre pur dans 200 c.c. d'eau distillée ; ajouter 175 c.c. de glycérine pure, mélanger avec soin. — 2° Dissoudre 130 grammes de potasse caustique dans 500 c.c. d'eau. Ajouter alors lentement la solution 1 à la solution 2, et diluer jusqu'à 1000 c.c. Cette solution s'emploie comme celle de Fehling.

Solution de Pavy. — Ce liquide consiste en :

Sulfate de cuivre	20 gr.	646
Tartrate neutre de potasse	41	292
Potasse caustique	82	584
Eau distillée	600 centimètres cubes.	

On procède pour préparer cette liqueur de la même manière que pour celle de Fehling, et 6 centimètres cubes 16 correspondent à 0 gr. 0324 de sucre de raisins : la formule du sucre de raisins étant $C^6 H^{14} O^7$ comme celle de Fehling est $C^6 H^{12} O^6$ (1).

_____

(1) Il faut, en conséquence, remarquer que la même urine, en cas d'observations différentes, peut donner des résultats un peu différents, selon que l'une ou l'autre solution aura été employée.

EMPLOI DES LIQUEURS DE FEHLING ET DE PAVY POUR L'ESSAI QUALITATIF. — *Les observations faites à l'égard du réactif de Trommer sont applicables à ces réactifs parce que ceux-ci n'en sont que de simples modifications et sont aussi sujets aux mêmes causes d'erreur.*

En pratique et pour l'examen qualitatif l'une ou l'autre de ces solutions est employée, en égale quantité d'environ 1 c.c., versée dans un tube à essai et *diluée de 4 fois son volume d'eau distillée.* On porte le mélange à l'ébullition pendant quelques secondes. Si après l'ébullition le mélange reste clair, on ajoute immédiatement l'urine suspecte goutte à goutte. Si le sucre reste en quantité appréciable, les premières gouttes déterminent généralement un précipité jaune ; mais si l'addition goutte à goutte de l'urine ne détermine aucun précipité par application simultanée de la chaleur, il faut en porter l'addition de l'urine à un volume égal à celui du réactif : alors, si aucun précipité n'apparaît, le sucre peut être considéré comme absent, chimiquement parlant.

Si l'ébullition *préalable et isolée du réactif* donnait un précipité, il faut en prendre un nouvel échantillon et lui ajouter une très faible proportion de soude ou de potasse ; après filtration le liquide sera prêt à être employé. Le précipité obtenu est du sous-oxyde de cuivre, résultant de la réduction du protoxyde qui se produit parfois dans les liqueurs de Pavy ou de Fehling, lorsqu'on les a conservées pendant quelque temps Ce fait doit être attribué à l'acide racémique en lequel l'acide tartrique est susceptible de se convertir. Sous l'influence de la chaleur l'acide racémique s'oxyde aux dépens du protoxyde de cuivre, et le sous-oxyde se précipite ; d'où nécessité de faire bouillir la solution, avant de lui ajouter le liquide suspect. Il a été parfois constaté que l'ébullition n'occasionnait aucune réduction du cuivre dans une liqueur de Fehling non diluée, tandis que la solution diluée et bouillie laissait précipiter le sous-oxyde ; ainsi l'ébullition d'une solution *diluée* de Fehling constitue une réaction plus délicate que celle de la même solution concentrée. Toute possibilité de causes d'erreur peut encore être écartée en conservant séparément les solutions de cuivre et celle de tartrate de potasse dans la soude caustique, et en ne les mêlant qu'au moment du besoin.

On dit que la sensibilité du réactif de Fehling est de 0,001 pour 100 de glucose dissous dans l'eau. Pour le glucose urinaire cette sensibilité s'abaisse, mais dans mes mains cependant ce réactif est resté l'essai le plus pratique de ceux connus.

On doit remarquer que, dans l'emploi des solutions cupriques de Fehling ou de Pavy, il y a constamment utilisation d'un excès du liquide réactif ; tandis que, dans la méthode décrite par Trommer, l'effet de l'emploi exagéré de réactif tend à produire un précipité ou une coloration après ébullition avec une urine quelconque, spécialement par refroidissement. Il arrive aussi parfois, dans l'emploi de la liqueur de Fehling, qu'aucune réaction ne se manifeste jusqu'à ce qu'une quantité considérable d'urine ait été ajoutée et jusqu'à ce que le mélange ne soit redevenu froid après ébullition, tandis que se produisent alors une coloration jaunâtre ou une lactescence. Le Dr Roberts pense que cette réaction est due au sucre. Mais ceci est pour le moins douteux, car j'ai constaté ce phénomène dans une urine qui, lorsqu'elle était traitée par le procédé de Brucke que je viens de décrire, était trouvée dégagée de toute trace de sucre. Elle peut être due au sucre, mais il est infiniment plus probable qu'elle est due à l'acide urique ou, peut être, aux autres substances réductrices contenues dans l'urine. Dans de tels cas, la seule façon de résoudre la question consiste à employer la réaction de Brucke.

Mais on doit ajouter que la quantité de sucre capable d'occasionner cette réaction a une signification douteuse en clinique. La filtration au charbon animal est un procédé moins commode que la méthode avec l'acétate de plomb. Cette dernière donne un liquide parfaitement clair et propre à l'emploi, tandis que dans la filtration au charbon animal une certaine quantité de sucre est retenue par le réactif et doit être entraîné par lavage à l'eau distillée. De plus, il est absolument impossible d'obtenir un charbon suffisamment débarrassé de toutes impuretés, bien qu'il soit spécialement préparé dans ce but.

Analyse quantitative par les solutions de Fehling et de Pavy. — PROCÉDÉ VOLUMÉTRIQUE. — La méthode d'analyse au moyen des liqueurs de Fehling et de Pavy, la plus simple et en même temps susceptible d'être employée aussi facilement dans son cabinet qu'au laboratoire, est la suivante : on dilue dans un grand tube à essai un centimètre cube de liqueur de Fehling avec quatre centimètres cubes d'eau distillée et on fait bouillir ainsi qu'il a été dit à l'essai qualitatif. Si la pureté du réactif n'est point ainsi mise en doute, on ajoute un dixième de centimètre cube de l'urine suspecte au moyen d'une pipette convenablement graduée. On applique de nouveau la chaleur, on observe le précipité et on opére une nouvelle addition de 1|10 de centimètre cube d'urine, puis une nouvelle élévation de température jusqu'à ce que, après précipitation, l'on constate toute disparition de couleur bleue du centimètre cube de la solution de Fehling. Si, en fait, on a ajouté 1 c.c. d'urine, c'est qu'elle contenait juste 1|2 pour 100 de sucre. Si l'on a ajouté plus de 1 c.c. d'urine, c'est que celle-ci contenait moins de 1|2 pour 100, mais plus de 1|4 pour cent. Si l'on a employé exactement 2 c.c., elle contenait alors juste 1|4 pour 100. Si en sens inverse, il a été nécessaire de verser seulement 1|2 c.c. d'urine, celle-ci contenait 1 pour 100 de sucre ; 1|4 c.c. d'urine, 2 pour 100, et ainsi de suite.

Si, comme ont pu l'indiquer la densité et l'examen qualificatif, la quantité de sucre est considérable, l'urine doit être diluée de 9 parties d'eau et le résultat multiplié par 10.

La table ci-dessous, dressée par le professeur Wormley, est d'un grand secours pour le dosage du sucre par cette méthode :

Le pourcentage du glucose dans l'urine est indiqué par la quantité d'urine nécessaire à amener une décoloration complète de la liqueur de Fehling.

Avec l'urine non diluée		**Avec l'urine diluée à 1/10°**	
c.c. urine.	glucose pour 100.	c c. urine.	glucose pour 100.
0.10 (5 ÷ 1).........	5.00	0.4 (50 ÷ 4).........	12.50
0.12...............	4.20	0.5...............	10.00
0.14...............	3.50	0.6...............	8 33
0.16...............	3.10	0.7...............	7.14
0.18...............	2.70	0 8...............	6.25
0.20...............	2.50	0 9...............	5.55
0.25	2.00	1.0...............	5 00
0.30	1.66	1 2...............	4 20
0.35...............	1.40	1.4...............	3 50
0.40...............	1.25	1.6...............	3.10
0.45...............	1.10	1.8...............	2 70
0.50...............	1.00	2.0...............	2.50
0.60...............	0.83	2.25...............	2.20
0.70...............	0.71	2.50...............	2.00
0.80...............	0.62	2.75...............	1.80
0.90	0.55	3 00...............	1.60
1.00...............	0.50	3.50...............	1.40
		4.0...............	1 25
		4.5...............	1.10
		5.0...............	1 00
		6 0...............	0.83
		7.0...............	0.70
		8.0...............	0.60
		9.0...............	0.55
		10.0...............	0.50

Si l'on désire déterminer la quantité de sucre en mesures anglaises et employer la solution de Pavy à l'instar de celle de Fehling, il faut en mesurer 100 minimes, les verser dans le tube à essai, les diluer de 4 fois leur volume d'eau et porter à l'ébullition ainsi qu'il a été dit précédemment. On ajoute alors goutte à goutte l'urine (diluée s'il y a lieu) et l'on maintient l'ébullition jusqu'à disparition de la teinte bleue ; en ce cas la quantité d'urine employée donne en minimes juste moitié du poids de sucre en grains y contenu. Une précision plus grande s'obtient en ce dosage au moyen d'une burette graduée. Pour cela, on verse 10 centimètres cubes de liqueur de Fehling dans une capsule de porcelaine et on les dilue avec 40 c.c. d'eau distillée. On met dans la burette 50 c.c. d'urine diluée de 5 à 20 fois son volume d'eau selon les proportions de sucre estimées par l'essai préliminaire. On doit avoir soin de placer sur une toile métallique la capsule contenant la solution diluée de Fehling, on la chauffe soit sur la flamme du gaz ou celle d'une lampe à alcool, et on laisse tomber de la burette 1 c.c. d'urine dans la solution chaude. Il se forme immédiatement un précipité jaune ou rouge. On le laisse tomber, et s'il persiste quelques traces de coloration bleue, on ajoute de l'urine avec précaution jusqu'à ce que l'urine étant chaude, cette coloration bleue disparaisse. S'il est nécessaire, on répète le dosage jusqu'à ce que le point de disparition de la teinte bleue soit parfaitement déterminé. Si l'on a employé 5 c.c. d'urine pour décolorer 10 c.c de liqueur de Fehling, puisque ces 10 c.c. de liqueur de Fehling correspondent à 0 gr. 05 de sucre, les 5 c.c. d'urine doivent exactement contenir cette quantité de 0 gr. 05 de glucose. Si maintenant l'urine avait été diluée 10 fois, les 2 c.c. contenaient 0 gr. 50 de sucre et 100 c.c. contiennent 10 gr. ou 10 %. On peut employer la liqueur de Pavy de la même manière.

Réaction de Pellet aux sels de cuivre. — Cet essai a été pour la première fois décrit par le docteurPavy dans la réunion de janvier 1880 de la Société clinique de Londres, et a été porté à la connaissance de nos concitoyens pour la première fois par M. Mac Kelway, de Philadelphie, sur la demande du docteur Joseph Neff (1). Il comporte les éléments de la liqueur de Fehling solidifiés et très proprement arrangés sous forme de pastilles comprimées. Telles que les prépare M. Mac Kelway, chaque pastille, lorsqu'elle est dissoute dans l'eau distillée, représente 5 milligrammes de sucre diabétique, et peut être employée pour le dosage approximatif aussi bien que pour l'essai qualificatif.

Leur emploi se fait en dissolvant dans une petite quantité d'eau dans un tube à essai et faisant bouillir la solution. On éprouve ainsi la pureté de la pastille, car si elle était altérée, l'oxyde de cuivre serait réduit instantanément. Si la solution reste claire, on ajoute goutte à goutte l'urine à température maintenue élevée ; et, s'il y a présence de sucre, le précipité habituel apparaît. La quantité d'urine employée pour faire disparaître la couleur bleue de la solution dans laquelle une pastille était dissoute, contient 5 milligrammes de sucre.

Ces pastilles sont très propres pour l'emploi à distance, mais d'après mon expérience personnelle, elles sont exposées à l'instar de la liqueur de Fehling, à des altérations qui, si elles ne sont soigneusement faites, les mettent rapidement hors d'usage.

Réactif cupro-ammoniacal de Pavy. — Le docteur Pavy a imaginé de substituer à la forme habituelle de la solution de Fehling une *péparation cupro-ammoniacale* ayant l'avantage d'éviter la précipitation du sous-oxyde de cuivre. L'ammoniaque tient, en effet, ce produit

(1) *New-York Medical Record,* 23 mars 1880.

en solution, de sorte que la fin de la réduction au lieu d'être indiquée par la substitution totale de l'oxyde de cuivre réduit à la coloration bleue se traduit ici par une simple décoloration de la liqueur.

Les proportions sont les suivantes :

SYSTÈME MÉTRIQUE

Sulfate de cuivre.............	=	4 gr. 158
Tartrate de potasse et de soude...	=	20　400
Potasse caustique.............	=	20　400
Ammoniaque forte (D = 0.880) .	=	300 c.c.
Eau pour faire un litre.		

On dissout tout à la fois le tartrate sodico-potassique et la potasse dans une portion de l'eau, et le sulfate de cuivre à l'aide de la chaleur dans une autre portion ; on verse la solution de sulfate de cuivre dans le mélange de potasse et de tartrate sodico-potassique ; lorsque le tout est refroidi on ajoute l'ammoniaque, et finalement on complète avec de l'eau le volume indiqué.

On opère généralement avec 10 c.c. de cette solution, et en ces conditions, on évite l'écueil résultant d'une certaine quantité d'ammoniaque libre. Pour l'analyse, il est bon d'ajouter à ce liquide 2 fois son volume d'eau. Il ne faut pas oublier de dire que d'après Hehner, Seshida et Sulton, cette méthode voit la réduction du sel cuprique sérieusement influencée par la présence d'un excès d'alcali fixe, et par la force de l'ammoniaque.

Modification de Purdy. — Le Dr Charles W. Purdy substitue dans cette formule 50 c.c. de glycérine au tartrate de soude ; il dissout le sulfate de cuivre dans une partie de l'eau à laquelle il ajoute la glycérine, tandis que d'autre fois il dissout la potasse caustique dans l'autre portion du liquide. On mélange les deux solutions, on additionne d'ammoniaque pour faire un litre, on filtre et on complète le volume. Dix centimètres cubes de cette solution correspondent à 0 gr. 05 ou 50 milligrammes de sucre.

Papier-réactif cuprique. — Le Dr Oliver a aussi préparé un papier-réactif à base de tartrate double de cuivre et d'ammoniaque.

Ce sel a été choisi d'abord parce qu'il est le seul qui soit stable au contact de l'air, puis parce qu'il est encore le seul qui soit volatil par ébullition avec un carbonate alcalin ou un alcali caustique.

Ce papier-réactif se compose d'une feuille double, comprenant deux papiers l'un imprégné de tartrate cupro-ammoniacal, l'autre de carbonate de soude aglomérés par une légère couche de colle de gélatine.

EMPLOI. — 1° Placer le papier-réactif dans 3 c.c. 7 d'eau douce ou d'eau distillée ; 2° porter le tout à l'ébullition jusqu'à ce que le liquide aie pris une teinte grisâtre ; 3° retirer le papier ; 4° porter de nouveau le liquide à l'ébullition et y laisser tomber goutte à goutte l'urine suspecte; 5° si l'urine contient du glucose, la réduction du sel cuprique se produit après cette dernière application de la chaleur, mais toutefois, si on le préfère on peut soutenir l'ébullition un peu plus longtemps, et la réaction s'en trouve hâtée. En tous cas, Si la solution resté transparente pendant le quart d'une minute, il faut de nouveau appliquer la chaleur jusqu'à ébullition pendant une minute. S'il n'apparaît aucun trouble, on doit logiquement conclure que l'urine ne contenait aucune trace de sucre.

ESSAI PAR LA FERMENTATION

Un excellent procédé de recherche du sucre est l'essai par la fermentation. La meilleure méthode à appliquer en ce cas est la suivante : a environ 120 grammes d'urine l'on ajoute dans un vase de 180 grammes une petite quantité (soit environ 3 à 4 c.c.) de levure de boulanger ou de brasseur ; on bouche légèrement le vase et on le porte à une température de 15 à 25° c. Si le sucre existe, on constate des signes de fermentation généralement dans l'espace de 12 heures, par la formation de gaz carbonique qui s'échappe en faisant plus ou moins bouillonner le liquide et en diminue la densité en proportion de la quantité de glucose présente.

Il y a déjà longtemps le Dr Roberts a annoncé qu'une urine, contenant moins de 0,50 pour 100 de sucre, ne donnait à cet essai aucun signe de fermentation. On dit cependant que cette réaction atteint une plus grande limite de délicatesse ; mais il est aisément impossible de découvrir des proportions beaucoup plus faibles de sucre, parce que l'eau absorbant son volume d'acide carbonique, il en résulte que le gaz mis en liberté dans une solution contenant 0,4 pour 100 de sucre peut entièrement disparaître par solution.

Le docteur Roberts a eu l'idée d'appliquer la diminution de densité qu'éprouve une telle solution pour créer une *méthode quantitative* de dosage du sucre. Par des expériences précises, il a reconnu que chaque degré de densité perdu dans la fermentation correspondait à 0 gr. 0648 de sucre par 30 centimètres cubes. Si donc, avant la fermentation la densité de l'échantillon est de 1050, et qu'elle soit de 1020 après la fermentation, l'urine contient $0,0648 \times 30 = 1,9440$ par 30 grammes. Le docteur Roberts recommande la méthode qui suit : dans un flacon de 460 c.c., on introduit 120 grammes d'urine sucrée, et on ajoute un fragment de levure comprimée, du volume d'une petite noix. On obture le flacon au moyen d'un liège portant une encoche pour permettre à l'acide carbonique de s'échapper, et on le place sous un manteau de cheminée ou à toute autre place chaude. A côté de ce flacon on en joint un autre bien bouché et rempli de la même urine, mais non additionné de levure. Au bout de dix-huit ou de vingt-quatre heures, la fermentation est complète, l'urine s'est clarifiée et l'écume a disparu. On prend alors successivement la densité de l'urine non fermentée, puis celle de la partie décantée de l'urine ayant subi la fermentation et l'on compare les deux chiffres. Le temps à employer pour la fermentation étant long, cette opération peut être faite par le malade lui-même ou par ses amis, comme le dit le docteur Roberts, et le médecin n'a plus, lorsqu'il fait sa visite journalière, que la seule comparaison à faire.

On obtient ensuite très facilement le pourcentage en multipliant le nombre de degrés par 0,23.

D'autres procédés ont été autrefois imaginés par MM. Max Einhorn et S.-P. Kramer, pour augmenter la délicatesse du dosage quantitatif par la méthode de la fermentation ; mais les résultats n'en étant pas meilleurs, n'étant seulement qu'approchés, et les appareils eux-mêmes moins pratiques que celui indiqué par Roberts, je les omets. Les guides pour leur emploi peuvent, toutefois, se trouver chez Emir et Amend, New-York City.

ESSAI DE BÖTTGER AU BISMUTH

Cette réaction consiste à ajouter à de l'urine un égal volume d'une solution concentrée de carbonate de potasse ou de soude (sels cristallisés 1 partie, eau distillée trois parties), puis une pincée de sous-nitrate de bismuth ordinaire. On agite et on porte à l'ébullition pendant deux minutes. Le sucre possède la propriété de réduire les sels de bismuth, et s'il se trouve présent dans l'urine, le bismuth métallique se dépose rapidement sous forme d'une poudre noire au fond du tube à essai.

Si la quantité de sucre est faible, le bismuth prend une teinte grisâtre, toutefois en pareil cas, il ne faut employer pour l'essai qu'une minime proportion de bismuth.

Cet essai est net, et à part l'albumine et les autres substances contenant du soufre, aucun produit ne réduit, à ma connaissance, les sels de bismuth si ce n'est le sucre. Il ne faut toutefois pas croire, comme on le faisait autrefois, que toute coloration grise soit caractéristique de petites quantités de sucre car on les obtient même en cas d'absence de glucose. Pour cette opération il faut avoir grand soin d'éliminer l'albumine ou bien il faut employer la

Modification de Brucke pour l'essai au bismuth (1). — Pour parer aux difficultés exposées au paragraphe précédent, difficultés dues à la présence accidentelle du soufre dans une urine, présence occasionnant un précipité noir de sulfure de bismuth, Brucke recommande l'emploi du réactif de Frohn (2) pour distinguer ainsi qu'il suit ces

(1) Procedings of American Pharmaceutical Association, 1887, p. 287 et aussi Hofmann et Ultzmann « Analysis of Urine » American translation, New-York 1879, p. 93.

(2) On mélange 1 gr. 50 de nitrate de bismuth récemment précipité à 20 c.c. d'eau et on chauffe à l'ébullition. On ajoute 7 grammes d'iodure de potassium et 20 gouttes d'acide chlorhydrique. Le réactif est rouge-orangé.

divers éléments : mettre dans un tube à essai une certaine quantité d'eau, soit 10 c.c., et introduire dans un autre tube un même volume d'urine. Au premier, ajouter une goutte du réactif de Frohn, qui occasionne un trouble marqué. Alors ajouter goutte à goutte de l'acide chlorhydrique jusqu'à ce que le précipité se redissolve. On établit ainsi approximativement quelle est la quantité d'acide chlorhydrique qui doit être ajoutée à l'urine, acidifier l'urine, traiter par le réactif et filtrer. Le filtratum, qui ne doit se troubler par addition soit d'acide chlorhydrique, soit du réactif, est ensuite bouilli pendant quelques minutes avec un excès d'une solution concentrée de soude ou de potasse caustique, comme dans la méthode de Böttger. On conclut à la présence certaine du sucre si soit un précipité, soit une coloration noire ou grise apparaissent.

La sensibilité de l'essai au bismuth est considérée comme étant de 0,4 pour 100 de glucose dissous dans l'eau.

Modifications de Nylander pour l'essai au bismuth. — La liqueur, pour cet essai, aussi connue sous le nom de solution d'Almen, se fait ainsi qu'il suit : nitrate basique de bismuth, 2 grammes ; tartrate sodico-potassique, 4 grammes ; hydrate de potasse (pur et en plaques), 8 grammes : eau distillée 100 c.c. Réduire les éléments solides en poudre et ajouter l'eau peu à peu pour faire une pâte, agiter vivement et ajouter lentement le reste de l'eau. Laisser reposer cinq minutes après avoir complété le volume de l'eau. Le mélange donne par filtration un liquide parfaitement clair. Ajouter 1 c.c. de cette solution à 10 c.c. d'urine, porter à l'ébullition pendant deux minutes dans un tube à réaction de 20 cent^{res}. S'il se forme un précipité nettement gris ou noir, il est habituellement dû à la présence du glucose. S'il y avait présence d'albumine, elle doit être éliminée au préalable. Cette réaction est considérée comme pouvant déceler 0,025 pour 100 de glucose, de plus petites quantités donnant seulement une teinte grise aux flacons du précipité. Les urines d'une forte densité réduisent aussi l'oxyde de bismuth.

Essai par l'Acide picrique et a la Potasse

Cet essai, primitivement imaginé par le Dr C.-D. Braun (1), en 1865, et remis en honneur et 1882 par le Dr Georges Johnson (2), est basé sur ce fait, que le sucre de raisin, lorsque ses solutions sont portées à l'ébullition en présence de l'acide picrique et de la potasse, réduit l'acide picrique de couleur jaune en acide picramique fortement coloré en rouge, la vigueur de la teinte dépendant de la proportion de sucre présent.

(1) Ueber die Einwauding der Pikriksaüre in Pikran-nisaüre, und uber die Nachneisung der Frauben-Zucker. Zeitschrift für Chemic, 1865.

(2) Lancet. November 1882, 18.

Pour l'essai qualitatif, on ajoute à 3 c.c. 7 d'urine suspecte 2 c.c. 5 d'une solution saturée d'acide picrique et 1 c.c. 85 d'une solution de potasse (1). Si l'albumine était présente, il se produirait, par l'addition de l'acide picrique, un trouble qui décèlerait cette substance ; mais cette réaction ne nuit en rien à l'essai relatif au sucre. On porte le mélange à l'ébullition, et s'il existe du sucre, il y a formation d'une couleur rouge acajou foncée. Si l'urine traitée par cette réaction était normale, il se développerait une légère accentuation de la teinte, mais loin d'atteindre celle que donne la présence du sucre.

Au lit du malade, cette recherche peut d'une façon plus spéciale s'exécuter ainsi qu'il suit :

Dans un tube à essai gradué jusqu'à 11 c.c. on introduit environ 0 gr. 02 d'acide picrique (c'est-à-dire à peu près la quantité que l'on puise avec l'extrémité d'une pointe de canif) et l'on ajoute à peu près 5 c.c. d'eau. Par la chaleur, l'acide picrique se dissout dans l'eau, et si l'on ajoute l'urine à égale quantité (5 c.c.), l'on peut constater la présence de l'albumine. Ajoutant ensuite 0 gr. 05 de potasse caustique solide et faisant le tout pendant quelques secondes, la coloration foncée du sucre apparaît s'il y a lieu.

On considère la sensibilité de l'acide picrique comme étant de 0.01 pour 100 de glucose en solution aqueuse.

Pour l'essai quantitatif, le Dr Johnson a établi une solution-étalon en faisant bouillir ensemble 11 c.c. d'une solution de sucre de raisin (titrée à 0 gr. 05 pour 30 c.c.), 5 c.c. 5 de liqueur de potasse et 2 c.c. 5 d'une solution saturée d'acide picrique, et portant à 44 c.c. le mélange par addition d'eau distillée. On opère convenablement le mélange dans un grand tube à essai qui doit porter une division à 44 c.c. On porte alors le liquide à l'ébullition pendant 60 secondes, temps pendant lequel sa couleur jaune pâle devient rouge clair très vif. On refroidit ensuite en plongeant avec précaution le tube dans l'eau froide, et si le sommet du liquide n'atteint plus la division de 44 c.c., on l'y ramène par addition d'eau distillée. La teinte ainsi obtenue correspond à celle résultant de la réduction de 2 c.c. 50 d'une solution saturée d'acide picrique par un gramme de sucre dissous dans 4 fois 30 c.c. = 120 c.c. de véhicule. La couleur de la solution ainsi préparée n'est toutefois point stable ; aussi le Dr Johnson propose-t-il de l'imiter au moyen d'une solution d'acétate de fer obtenue en mélangeant intimement à du perchlorure de fer (densité = 1.440), une solution d'acétate d'ammoniaque, de l'acide acétique cristallisable (densité = 1065), et enfin de l'ammoniaque liquide ; puis on dilue avec de l'eau distillée.

(1) Le Docteur Charles-F. Adams a modifié le titre des solutions de façon que le même résultat soit obtenu en prenant 5 c.c. de chacune d'elles ; c'est-à-dire : urine, 5 c.c. ; liqueur de potasse (densité = 1036), 5 c.c. ; solution d'acide picrique (3 gr. 50 par 250 grammes), 5 c.c.; eau, 5 c.c.

Ces produits possèdent la concentration indiquée par la pharmacopée britannique (1).

Cette solution correspond à 0 gr. 05 de sucre pour 30 grammes d'urine diluée au quart ; sa couleur se conserve sans modification, possède le même titre que la précédente et s'emploie également par comparaison.

Le dosage du sucre se fait, en traitant 30 grammes d'urine de la manière dont il a été dit pour l'essai qualitatif, et en diluant le liquide jusqu'à 56 c.c. Le tube à employer doit être assez grand et porter un trait de repère au chiffre 56 c.c. On porte le liquide à l'ébullition, et on maintient celle-ci pendant une minute. Après refroidissement fait avec précaution dans l'eau froide, on ajoute, s'il est nécessaire, un peu d'eau distillée pour le ramener au volume primitif. On compare alors ce liquide avec la solution-étalon au moyen du picro-saccharimètre imaginé par le Dr Johnson.

Le tube fermé contient la solution-type. Dans le tube gradué, ayant le même diamètre que celui de la solution-étalon, on introduit le mélange après l'ébullition, ainsi qu'il a été dit. Si les deux tubes présentent précisément la même couleur, c'est que l'urine contenait exactement 0,05 de sucre par 30 grammes. Si c'est le contraire, il faut diluer, au moyen de l'eau distillée, le mélange jusqu'à ce que sa teinte corresponde à celle du liquide-étalon. Si le total passe alors de la marque 10, comme cela était aux débuts de l'opération, à la division 20, la quantité de sucre est de 2 grammes ; si le mélange marque 40, 4 grammes ; 45, 4 grammes 50 (2).

Dans le dosage du sucre, l'acide picrique doit être employé proportionnellement à la masse du glucose. Si la proportion de ce dernier est de 0 gr. 30 pour 30 grammes, il faut employer 15 c.c. de la solution picrique. Si cette proportion est supérieure à ce chiffre, il faut diluer l'urine avec de l'eau distillée en proportions défininies avant de commencer l'analyse, et il faut ne point perdre de vue cette dilution en établissant les calculs. Ainsi, si l'urine a été diluée 10 fois, les divisions décimes du picro-saccharimètre indiqueront exactement 0 gr. 05 par 30 grammes d'urine. C'est-à-dire qu'après dilution au dixième, une

(1) Le docteur Adams a modifié de la façon suivante et plus pratique la formule du docteur Johnson : Perchlorure de fer, solution d'acétate d'ammoniaque, acide acétique cristallisable, ammoniaque liqufde, et eau disʻillée.

(2) On obtient une comparaison plus exacte du liquide étalon avec la liqueur sucrée en versant celle-ci dans un tube à fond plat de 0 m 15 de longueur et de 0 m. 025 de diamètre, et en formant dans un tube semblable avec la liqueur-étalon une colonne de liquide de 0 m. 025 de hauteur. En regardant alors par les surfaces libres soit sur de la porcelaine blanche soit sur une feuille de papier, on reconnaît plus facilement les moindres différences de teintes. Si le liquide à analyser eʻt encore plus foncé que la solution-étalon, on le reverse dans le picrosaccharimètre et on le dilue jusqu'à ce que les deux liquides soient constatés présenter une teinte identique.

urine bouillie avec l'acide picrique et la potasse, qui devra être portée du chiffre 10 au chiffre 35, contiendra 35 fois 0 gr. 05 de sucre par once (1). On réduit ensuite par un simple calcul la proportion de sucre par 30 grammes à celle pour 100 ; sachant, en effet, que le poids de l'once d'eau à 0° C. est de 30 grammes (= 455,7 × 0,05) ; le second terme est 100, et la quantité de sucre le troisième élément.

Aussi si l'on a 20 fois 0 gr. 05 de sucre par 30 grammes d'urine, l'équation ci-dessous représente ce calcul :

$$\frac{X}{20 \times 0,05} = \frac{30}{100}$$

J'ai dit que lorsqu'on traitait l'urine normale par la potasse et l'acide picrique à chaud, il se produisait une légère coloration que le Dr Johnson estime correspondre à la modification que peut apporter au réactif une quantité de sucre égale à environ de 0 gr. 025 à 0 gr. 035 par 30 grammes de liquide. Le Dr Johnson pense aussi que la réaction que nous venons de décrire est en commun avec d'autres matières et plus spécialement due à la créatinine.

Le Dr Johnson, après de nombreuses recherches expérimentales faites en association avec son fils, G. Stillingfleet Johnson, déclare que cette méthode de recherche et dosage du sucre est « aussi sûre que tout autre » et même plus certaine que les procédés de Felling et de Pavy, parce que l'acide picrique n'est point influencé par l'acide urique et les urates, qui réduisent l'oxyde de cuivre. Il prétend aussi que la méthode du picro-saccharimètre est plus expéditive qu'aucune autre, que les produits-réactifs et les appareils sont peu couteux et peu sujets à subir des altérations rapides.

Réactif à l'Indigo-Carmin

Lorsqu'on porte à l'ébullition une solution de carmin d'indigo alcalinisée par le bicarbonate de soude, et qu'on la conserve chaude, la couleur bleue persiste, mais si l'on ajoute à cette solution une goutte d'une solution de glucose ou d'urine sucrée, il se produit une belle modification de teinte se terminant par le jaune-pâle. Mulder est le premier qui ait proposé ce réactif comme procédé de recherche du sucre. Le Dr Oliver a remis en honneur cette méthode en la donnant comme essais qualitatif et quantitatif du glucose. Mais la solution de carmin d'indigo ne peut être employée, parce que lorsque l'indigo-carmin et le carbonate de soude sont en présence, en solution, le mélange subit peu à

(1) Il faut avoir soin d'employer de l'eau distillée ou de l'eau de pluie parce que l'action de la potasse sur les sels de chaux de l'eau commune détermine un trouble qui gêne dans l'application exacte de la couleur de la solution.

peu et graduellement une altération de couleur le ramenant au gris pâle. Il n'est pas possible non plus de conserver les solutions séparées. Toutefois le Dr Oliver a préparé un papier-réactif stable, chargé d'une proportion définie des deux réactifs, indigo-carmin et carbonate de soude, papier dont la sensibilité augmente encore par l'addition d'un autre papier imprégné de carbonate alcalin.

Pour l'essai. — 1° A moins qu'ils ne soient récemment préparés, ces papiers réactifs au carmin d'indigo doivent être donc échauffés sur sur une lame de couteau ou de platine, puis être maintenus pendant quelques secondes au-dessus d'une flamme (1). On en laisse alors tomber un dans un tube à essai de 0,25 et on lui ajoute 3 gr. 50 d'eau.

2° On applique la chaleur, en secouant doucement le tube de temps à autre, et on porte à l'ébullition que l'on maintient pendant une ou deux secondes. On obtient ainsi une belle solution bleue, qui est parfaitement limpide si l'eau ajoutée était distillée ou douce. Si après l'addition d'eau aucun trouble ne se produit, en ces cas on laisse glisser dans la solution un papier au carbonate de soude, on laisse un instant en contact en agitant doucement.

3° On laisse tomber une goutte d'urine seulement au moyen d'une pipette chaude tenue droite au-dessus du tube.

4° On porte le contenu du tube à l'ébullition pendant quelques secondes, puis on élève le tube un peu au-dessus (de 4 à 8 centimètres) de la flamme, et on le maintient dans cette position pendant exactement une minute sans que son liquide bouille, simplement au chaud sans agiter. Si le glucose existe dans l'urine en « quantité anormale » dit le Dr Oliver, la magnifique couleur bleue précédente s'obscurcit et vire au violet ; puis, selon la quantité de sucre, cette teinte passe ensuite successivement au pourpre, au rouge. au rouge-jaune et enfin au bleu primitif.

Le temps nécessaire au développement de cette réaction, après l'ébullition, varie en raison inverse de la quantité de sucre présente. Lorsque cette proportion est considérable — au-dessus de 1 gramme par 30 c.c. — elle n'exige que quelques secondes ; de 0 gr. 10 c.c, à 0 gr. 25 par 30 c.c., elle peut demander de 30 à 60 secondes. Si l'urine contient moins de 0 gr. 025 par 30 grammes, la couleur de la solution peut ne pas s'être modifiée au bout d'une minute.

Observations. — 1° Avoir soin, pendant l'application de la chaleur, de ne pas agiter le tube ni de ne point produire un bouillement par ébullition.

2° Lorsqu'on garde le tube chaud, en attendant la réaction, prendre garde de ne pas le tenir à la hauteur de la bouche, en regardant le ciel, parce qu'en ces conditions la couleur du liquide peut

(1) Il est nécessaire dans l'essai au papier carmin d'indigo, pour obtenir une réaction que l'urine contienne au moins 0,05 à 0,10 de sucre par 30 grammes, sa sensibilité n'étant pas plus faible.

changer. Il faut le maintenir au-dessous de la bouche et le regarder par réflection sur un objet éclairé, tel qu'une feuille de papier blanc placé de 4 à 8 centimètres au-dessous de lui.

Cet essai réussit aussi bien à la lumière artificielle qu'à l'éclairage du jour.

3° Tous les alcalis caustiques, quels qu'ils soient, comme les liqueurs de soude ou de potasse, peuvent altérer la couleur bleue du carmin. D'où il résulte que l'on doit prendre garde de ne pas employer un tube à essai ayant contenu l'une de ces substances ou de la liqueur de Fehling, ou encore de la solution alcaline d'acide picrique, de crainte de troubler la réaction. Il faut éviter aussi une trop vive agitation, qui, comme les agents précités, peut occasionner la disparition de la couleur bleue.

Le Dr Oliver, comparant les résultats des essais à base d'indigo-carmin et à la liqueur de Fehling, a trouvé que lorsqu'on employait une goutte d'urine sucrée soit avec le carmin d'indigo, soit avec la liqueur de Fehling, la réaction donnée par l'indigo pour le sucre était invariablement confirmée par l'emploi courant de la solution de Fehling. Et, en sens inverse, lorsqu'une goutte d'urine ne donne aucune réaction avec l'indigo, les résultats sont également négatifs avec la liqueur de Fehling.

Dans de récentes recherches, le Dr Oliver a trouvé qu'aucun des constituants normaux de l'urine ne donnait de réaction par le carmin d'indigo, tandis que tous les acides libres de l'urine, acides urique, oxalique, lactique, etc., réduisaient la solution de Fehling. Des substances capables d'apparaître en l'urine dans les maladies, l'albumine, la peptone (1), le pus, le mucus, le sang, la bile, la leucine, la tyrosine, ne donnent de réaction avec le premier essai ; l'indigo ne réagit pas non plus en présence d'une goutte d'ammoniaque, d'une urine décomposée, ou d'une faible solution de sulfure d'ammonium 2) ; mais la dextrine et le sucre de lait réduisent cette solution aussi bien que le glucose. L'inosite réagit sur le carmin, et fait virer au gris la liqueur de Fehling ; il se produit un précipité gris, qui laisse surnager un liquide bleu, qu'une application nouvelle de la chaleur ramène au vert.

Des agents médicamenteux, susceptibles d'être aisément décelés après leur passage en l'urine, le sulfate de fer, l'acide gallique, le tannin, réagissent seuls sur le carmin d'indigo, comme seuls aussi ils offrent une action sur la liqueur de Fehling.

Les expériences comparatives du Dr Oliver avec l'acide picrique et la potasse ont montré que lorsque le papier d'indigo-carmin affirmait une réaction, une réaction correspondante était obtenue avec la solution picrique.

Le Dr Oliver a aussi appliqué cette réaction à l'analyse quantitative du sucre ; mais cette méthode n'est point commode ; elle ne me semble en rien avantageuse, et telle est la raison pour laquelle je l'omets dans cette édition.

(1) MM. Parke, Dawis et C° m'écrivent que la peptone et l'iodure d'amidon décolorent l'indigo-carmin.

(2) Even a remarqué qu'une solution de sulfure d'ammonium réduisait la liqueur de Fehling.

Réaction à la Phényl-Hydrazine. — La valeur certaine de cet essai, imaginé par Emile Fischer, n'est pas encore nettement établie, bien qu'il soit très estimé par certains. Tout récemment, dans un travail qu'il a publié, le D' Frantz Dudley Blanc dit, de la modification apportée par Ultzmann et Bond, qu'il est « le meilleur et le plus simple des procédés connus », et qu'il décèle 0,025 pour 100 de sucre dans l'urine. Je considère, toutefois, que c'est une méthode trop incommode pour être couramment employée.

A 50 c. c. d'urine suspecte, ajouter 2 gr. de chlorhydrate de phénylhydrazine et 1 gr. 50 d'acétate de soude, ou 1 gr. seulement de ce dernier, si l'urine n'est pas franchement acide. Ajouter également 20 c.c. d'eau quand l'urine est fortement colorée. On place alors au bain-marie la capsule ou le vase contenant l'urine, et l'on chauffe doucement pendant une heure. S'il existait du sucre dans l'urine, apparaissent alors des cristaux de phénylglucozanone, en forme d'aiguille, et qui peuvent être reconnus au microscope. Cette réaction est toutefois insuffi-ante ; la nature de ces cristaux doit être déterminée au moyen de leur point de fusion, lequel est de + 204 à 205° C. Pour cette recherche supplémentaire, on obtient d'abord les cristaux secs en filtrant l'urine, on les lave avec une faible quantité d'eau, et on les dissout avec un peu d'alcool dilué ; enfin on fait recristalliser par évaporation à basse température. Cette opération ayant été répétée deux ou trois fois, les cristaux sont recueillis dans un dessicateur sur l'acide sulfurique.

On porte alors dans la flamme d'un bec de Bunsen ou d'une lampe à alcool un tube de verre que l'on scelle et étire dans une longueur d'environ 2 à 3 centimètres, selon le diamètre du tube primitif. On répare alors le tube par un trait de lime au point de l'étranglement, et l'on introduit une petite quantité du corps précédent sec dans l'extrémité scellée. On attache alors à un thermomètre ce fragment du tube au moyen d'une bandelette à frottement, l'extrémité capillaire du tube contenant le produit à examiner étant bien en contact avec la boule du thermomètre, et on introduit le tout dans de l'acide sulfurique concentré placé dans un vase que l'on chauffe graduellement. Lorsque le mercure atteint le chiffre de 204° C., on commence à apercevoir quelques traces de fusion de la substance, si l'on a eu soin d'élever la température bien graduellement et de rendre la chaleur uniforme en agitant l'acide avec une baguette de verre.

Modification d'Ultzman. — Le D' A.-K. Bond, de Baltimore, a publié (1) de cet essai la modification suivante et simple, imaginée par Hultzmann, de Vienne :

Placer dans un tube à essai de 5 pouces de longueur environ 1 centimètre de hauteur de sel de phénylhydrazine ; ajouter un volume égal de poudre de cristaux d'acétate de soude, et sur le tout on verse

(1) Medical News. Août 6, 1887.

5

l'urine — claire ou trouble — jusqu'à demi-hauteur du tube. Ceci donne pour un tube à essai de 12 centimètres de longueur, environ les proportions suivantes en poids : 1 partie de chlorhydrate de phényl-hydrazine, 2 parties d'acétate de soude et 15 parties d'urine. On agite le tube jusqu'à dissolution des cristaux d'acétate de soude ; on chauffe doucement le mélange sur une petite flamme jusqu'à ébullition pendant une demi-minute, soit que le liquide s'éclaircisse, soit qu'il ne présente aucune différence avec son état primitif. On couvre alors le tube, on le laisse au repos, et après un temps suffisant on examine au microscope son sédiment. Si le sucre était présent, on doit de suite nettement constater des aiguilles jaunes et brillantes soit isolées soit superposées dans le champ de l'appareil comme de fins fragments de menu bois ou encore en forme d'étoiles s'irradiant du centre. Un grossissement de 200 diamètres est suffisant pour cette recherche, qui exige toujours la présence d'un excès de sel de phénylhydrazine, excès reconnu à la présence constante de globules rouges dans le champ du microscope.

Mon ami le Dr Purdy m'informe que la phénylhydrazine, soit à l'état salin, soit en solution, est capable de déterminer un eczéma douleureux lorsqu'elle se trouve en contact avec les doigts.

Essais par l'alpha-naphtol et le thymol. — Cette nouvelle méthode de recherche du sucre a été imaginée par Molisch et s'opère en ajoutant à 1 c.c. du liquide à essayer 2 gouttes d'une solution à 15 ou 20 pour 100 de naphtol-alpha, et après mélange un excès d'acide sulfurique concentré. Si le sucre est présent, on constate, après agitation une coloration rouge violet très nette, qui par dilution avec de l'eau est suivie d'un précipité bleu violet soluble dans l'hydrate de potasse avec une teinte jaune forte. Si au lieu de naphtol-alpha l'on avait employé le thymol, il se serait produit une couleur rouge accentuée, qu'une dilution par l'eau changerait en un précipité floconneux de carmin-rouge, soluble avec coloration jaune dans l'alcool, l'éther et la potasse hydratée, mais donnant une teinte jaune brillante par l'ammo-niaque. *D'après Molisch, ces réactions sont les plus sensibles connues, décelant le sucre dans les solutions en contenant 0,0001 pour 100.*

Ces réactions sont, dit-on, communes à plusieurs variétés de sucre, l'inosite exceptée, comme à plusieurs glucosides, l'indican faisant aussi exception. L'urée, la créatinine, la xanthine, l'acide urique, l'allantoïne, les acides hippurique et succinique, le phénol et la pyrocatéchine donnent tous des réactions négatives. L'urine normale agit toutefois sur ce réactif même lorsqu'elle a été diluée 300 fois, d'où Molisch conclut qu'elle contient du sucre. Cet auteur donne la méthode suivante pour distinguer l'urine normale de celle des diabétiques : 1° diluer un échantillon d'urine normale et un spécimen d'urine diabétique avec 100 volumes d'eau et comparer les couleurs résultant de l'application de la réaction dans ces deux cas ; 2° diluer deux échantillons semblables avec 300 ou 400 volumes d'eau. L'urine diabétique donnera toujours alors la réaction, tandis que l'essai sera négatif avec l'urine normale.

Seegen a étudié avec soin ces réactions, et il déclare qu'elles sont moins sensibles que celles de Trommer, parce que les substances et produits de sécrétion animale comme la peptone, la séro-albumine, l'albumine de l'œuf et la caséine réagissent toutes en ces conditions. Il en conclut que ces réactions ne sont point exclusivement caractéristiques du sucre, ce qui ne confirme point la conclusion de Molisch que le glucose fait partie des éléments de l'urine normale.

En réponse à Seegen, Molisch, affirmant sa manière de voir primitive, ajoute que dans les solutions diluées il est nécessaire d'employer une petite quantité d'alpha-naphtol solide au lieu d'une solution du produit. Quant à l'action des matières albuminoïdes, Molisch déclare que, si ces substances donnent des réactions ressemblant parfois à celles obtenues avec les solutions sucrées, toujours, excepté en cas de présence de peptones, les précipités obtenus par dilution avec l'eau, diffèrent comme couleur (jaune-rouge ou jaune-brun) de ceux obtenus avec les solutions de sucre. En outre ces précipités sont solubles dans l'acide chlorhydrique avec une couleur rouge-carmin ou rouge-violacée, tandis que le précipité que donnent les sucres est insoluble dans ce même acide chlorhydrique.

Molisch établit aussi que l'acide chlorhydrique doit pour cet essai être employé en remplacement de l'acide sulfurique, et que le mélange doit être maintenu à l'ébullition pendant une minute.

La fibrine, la vitelline, l'albumine du sérum, l'albumine de l'œuf et la peptone ne donnent aucune réaction si l'acide chlorhydrique est employé pour cet essai. L'urine normale donne une réaction lorsqu'elle est bouillie avec l'alpha-naphtol et l'acide chlorhydrique, après dilution au dixième. Molisch affirme encore que l'urine normale peut contenir du sucre ou un autre produit analogue encore inconnu.

Essai de Moore.

— Le procédé de Moore est basé sur ce fait que le sucre de raisin, avec lequel le sucre diabétique est identique, lorsqu'on le fait bouillir avec addition d'un alcali caustique, s'oxyde en empruntant de l'oxygène à l'air atmosphérique. On introduit dans un tube à essai une petite quantité d'urine, on ajoute moitié du volume d'une solution potassique ou sodique, et l'on porte à l'ébullition. S'il y a présence de sucre, il se produit rapidement une coloration jaune brune, dont l'intensité augmente en prolongeant l'ébullition et qui est plus ou moins accentuée selon la proportion de sucre, arrivant même facilement au noir si la quantité de ce corps est considérable. La coloration est due : premièrement à l'acide glucique et secondement à l'acide mélassique, l'un et l'autre restant en solution. Le précipité floconneux que l'on observe lors de l'addition de l'alcali et qui augmente l'application de la chaleur, est constitué par des phosphates terreux qui, s'ils sont abondants, doivent être séparés par filtration avant d'appliquer la chaleur.

Si, maintenant, au liquide coloré l'on ajoute quelques gouttes d'acide nitrique, la teinte brune disparaît et il se développe une odeur de caramel ou de mélasse brûlée.

Observations. — 1° Les solutions de potasse et de soude sont sujettes à contenir du plomb, provenant soit des flacons en flint-glass qui les ont renfermés, soit des récipients émaillés dans lesquels elles ont été préparées et évaporées. Cette contamination occasionne toujours la production d'une couleur brune ou noire quand les solutions alcalines sont portées à l'ébullition en présence de matières organiques contenant du soufre qui forme ainsi du sulfure de plomb. Cette erreur peut être évitée premièrement en s'assurant de la pureté des solutions alcalines, et ensuite en les enfermant dans des flacons de verre vert.

2° Si l'urine présente déjà une coloration foncée, ce qui, cependant, est très rare pour les urines diabétiques, la matière colorante peut être précipitée par une solution d'acétate de plomb (sucre de plomb), ou filtrée sur le noir animal.

Le premier procédé précipite un peu de sucre, et le second en retient une petite quantité.

3° Les matières colorantes de la bile contenues dans une urine, qu'elles soient pures ou décomposées (ce qui est indiqué par la non-obtention des réactions de Gmelin ou de Heller), déterminent une coloration *brune* dans les liqueurs potassiques ou sodiques, *sans application de la chaleur.*

4° Bödeker a trouvé dans l'urine d'un adulte une substance qu'il a nommée *alcaptone,* et qui, lorsqu'on lui ajoute des solutions alcalines concentrées, les colore en brun complètement. Selon lui, cette substance réduit aussi les sels de cuivre, mais n'altère pas les sels de bismuth.

La sensibilité de cette réaction peut être estimée à 0,3 pour 100 de glucose.

Polarimétrie.

La plus pratique et la plus rapide des méthodes de détermination quantitative du glucose, lorsque la teneur excède 1 pour cent, et lorsqu'on possède sous la main tous les appareils nécessaires, est la polarimétrie. On peut déceler de plus faibles proportions de sucre de cette manière, — de 0,1 à 1 pour 100, dit-on — avec les nouveaux et plus perfectionnés appareils que l'on vient de construire. Le prix élevé de l'instrument, toutefois, sera probablement toujours un obstacle sérieux à son emploi général.

Le procédé est basé sur ce fait que le glucose tourne à droite la lumière polarisée, et que la proportion de sucre en solution est déterminée par le degré de déviation noté. Le meilleur instrument connu est le polarimètre à pénombre de Laurent. La lumière traverse un prisme de Nichol, ou polariseur, puis parvient dans un autre prisme, l'analyseur et enfin dans la pièce adaptée comme oculaire. Un rayon de lumière entrant dans le polariseur est ainsi divisé en deux parties, vibrant à angle droit l'une de l'autre, mais la constitution du prisme est telle que le rayon vibrant dans l'une des places est absorbé tandis que l'autre

passe au-delà. Ce dernier rayon est toutefois le rayon polarisé. Maintenant, si un second prisme ou analyseur fixé dans une pièce à œilleton
est placé en relation avec le polariseur, de telle façon que leurs extrémités obliques soient parallèles, le rayon polarisé peut passer au travers de
l'analyseur sans difficultés. Si toutefois on tourne sur son axe l'analyseur, la lumière diminue graduellement jusqu'à ce que la rotation
atteigne 90°; et alors l'effacement est total. Après 90° passés, la
lumière commence à réapparaître, augmentant en quantité, jusqu'à ce
que l'on parvienne au chiffre de 180°, où elle passe de nouveau sans
absorption. En continuant la rotation, la lumière est encore graduellement atténuée jusqu'à 270°, où elle fait totalement défaut. Après 270°,
elle réapparaît de nouveau, jusqu'à 360°, c'est-à-dire jusqu'au retour
des chiffres du départ.

Si, maintenant, entre les prismes placés de telle façon que la lumière
passe sans obstruction, on interpose une colonne de solution de glucose,
le plan de vibration de la lumière est tourné par le sucre de telle sorte
que le second prisme est partiellement obscurci. En tournant ce prisme
sur son axe, la lumière peut être de nouveau transmise. La quantité de
sucre et la longueur de la colonne déterminent le dégré de déviation.
D'où, connaissant le pouvoir rotatoire spécifique du glucose, et la
longueur du tube, conjointement avec l'angle de déviation, il est facile
de calculer le pourcentage du glucose. Si le tube a 10 centimètres de
longueur, nous avons simplement à multiplier les degrés de rotation
par 100 et à diviser par 53.1, pouvoir rotatoire spécifique du sucre
diabétique.

Dans la plupart des saccharimètres-polariseurs le prisme analyseur
est lié soit à un arc de cercle, soit à un vernier, de telle sorte que la
rotation de l'un entraîne celle de l'autre. Toutefois, si grande est la
difficulté de déterminer le moment précis où le maximum de lumière
passe à travers le prisme, que l'on a créé une méthode spéciale pour en
juger. Dans l'appareil de Laurent, dénommé à « pénombre », un quartz
plat est interposé de telle sorte que lorsque les prismes sont placés dans
une certaine relation, la moitié du champ visuel est obscure et l'autre
moitié éclairée, tandis que dans toutes les autres positions les deux
parties sont également éclairées parce que flottent dans les espaces
intermédiaires des ombres qui les obscurcissent.

Pour employer l'appareil de Laurent, on ajuste les deux prismes au
moyen d'un écrou qui fait mouvoir l'analyseur, jusqu'à ce que l'on ait
obtenu un égal éclairage sur les deux demi-disques. Le vernier doit
alors se trouver placé au O. *On enlève l'albumine à l'urine suspecte si elle
en contenait, on la traite par une solution d'acétate basique de plomb dans
la proportion de 1 partie pour 10 d'urine et l'on filtre.* Ayant rempli de
ce mélange le tube de la longueur commune, on le place juste entre les
deux prismes. Immédiatement la lumière qui passe au travers de l'analyseur est déviée et le prisme doit subir la rotation au moyen d'un
pignon jusqu'à ce que la lumière soit fixée et le champ visuel uniformé-
ment éclairé. On observe alors l'angle marqué sur le cadran entre le

zéro et le vernier, et l'on fait le calcul du pourcentage. Si le tube a
10 centimètres de longueur, on obtient celui-ci en multipliant le nombre
de degrés par 100 puis en divisant par 53.1, rotation spécifique du
sucre diabétique ; en ajoutant toutefois à ce chiffre 1 dixième, pour
tenir compte du volume d'acétate de plomb employé (10 c.c.) (1).

Jusqu'à ces derniers temps la flamme (monochromatique) du sodium
était la source de lumière employée à cet effet, mais Laurent vient
d'imaginer un appareil construit de façon que la flamme du gaz
ordinaire donne ce résultat. Un nouveau vernier est interposé entre
l'analyseur et le cadran et il n'y a plus qu'à multiplier le chiffre de
rotation (augmenté de 1|10 pour tenir compte de la solution plombique)
par 0.2051 (facteur déterminé par l'expérience comme donnant le
pourcentage relativement à la déviation rotatoire du sucre diabétique
en employant un tube de 0 m. 20 de longueur). Ainsi, supposons que
la rotation soit de 24.9, on a 24.9 + 2.49 = 27.39, et 27.39 × 0.2051
= 5.61 pour 100.

Dans l'appareil de Von Fleischel, employé par l'auteur, et qu'une
simple flamme à pétrole suffit à éclairer, quand l'appareil est bien réglé
et le vernier au zéro, on voit deux spectres placés l'un au-dessus de
l'autre, colorés de teinte d'exacte intensité et portant deux bandes, venir
exactement se superposer.

Lorsqu'on interpose une colonne de liquide sucré, les ondes lumi-
neuses du spectre se trouvent relativement modifiées.

Pour l'analyse qualitative, le saccharimètre polariseur convient
moins que la solution de Fehling, parce qu'il ne décèle point de petites
quantités de sucre. Son meilleur emploi consiste en l'examen quantitatif
de chiffres supérieurs à 1 pour 100.

Remarques sur l'essai qualitatif des urines
suspectes de contenir du sucre.

On a vivement critiqué les diverses méthodes employées pour la
recherche du sucre dans l'urine, ainsi que les résultats obtenus dans ces
essais. Ces faits sont dus à ce que chimiste et médecin-clinicien voient
les sujets à des points de vue différents. Le premier fait ses expériences
au moyen de liquides réactifs sur des solutions de sucre pur, le second
analyse un liquide contenant également de nombreuses matières organiques, dont plus d'une est susceptible d'influencer certains réactifs,
quoique à un moindre degré que le glucose. Supposons que le chimiste

---

(1) L'urine peut aussi être clarifiée par la filtration au noir animal, sans
que l'on soit obligé de garder ces proportions.

ait fait des solutions de sucre de raisin de forces différentes, qu'il titre au moyen de la liqueur de Fehling diluée comme il a été indiqué précédemment. Il arrive peu à peu finalement, de réactifs en solutions plus faibles, à un liquide réagissant en décolorant justement le réactif employé, tandis que l'eau pure est sans effet. Le chimiste conclut que c'est le sucre qui agit ainsi parce que ses solutions ne contiennent aucun autre produit que du sucre dissous dans l'eau. Mais il en est tout autrement pour le clinicien qui essaye une urine suspecte de contenir du sucre. Il n'existe pas, en effet, d'urine qui ne réagisse sur la liqueur de Fehling suffisamment diluée, quand on porte le mélange à l'ébullition, et alors, bien qu'on ne puisse pas dire que ce soit du sucre qui produise la décoloration parce qu'il existe aussi diverses substances organiques dans l'urine qui peuvent produire ce phénomène, on ne peut en sens inverse nier que ce soit du sucre, parce qu'une très minime proportion de sucre peut agir ainsi. C'est-à-dire qu'ultérieurement on voit qu'une quantité de sucre très faible ne peut être décelée dans l'urine sûrement, tandis qu'elle l'est dans l'eau par ce procédé, comme on peut la retrouver et l'extraire de l'urine par d'autres procédés qui vont être décrits plus loin, procédés qui ne sont pas applicables par le médecin praticien et qui d'ailleurs n'ont aucune utilité de l'être par lui ; de telles proportions de sucre n'ayant pas plus de signification clinique que la proportion normale dosée dans un échantillon donné. Ce qui a une valeur et une signification ce sont les chiffres dosés par les procédés précédemment décrits, *appliqués avec soin bien entendu*. Avec tous ces procédés, il y a certaines réactions très nettes et d'autres douteuses; l'expérience seule est capable d'interpréter ces dernières, et est donc utile.

Méthode exacte de recherche qualitative du glucose.
PROCÉDÉ DE BRÜCKE PAR LE PLOMB. — Bien que quelques-unes des méthodes précédemment exposées avec détails suffisent, lorsqu'elles sont employées avec soin, pour la détermination qualitative du glucose avec une précision suffisante pour l'observation clinique d'un échantillon donné d'urine suspecte, il arrive parfois, spécialement dans le cas de traitement d'un diabète sucré, que le médecin désire connaître avec une sûreté absolue s'il reste encore trace du sucre présent précédemment. Ce résultat est fourni par la méthode suivante, qui n'est autre qu'une modification de celle antérieurement proposée par Brücke, et employée par Pavv pour démontrer la présence du sucre dans l'urine normale. On prend 50 c.c. d'urine, auxquels on ajoute 60 c.c. de solution à 10 pour cent d'acétate de plomb. Le précipité ainsi produit renferme les acides sulfurique et phosphorique ainsi que partie de l'acide urique et des chlorures, tandis que le sucre reste en solution. Ce précipité étant séparé par filtration, on traite le filtratum par un excès d'ammoniaque. Il se forme un nouveau précipité qui sous forme de saccharate plombique $(Pb \cdot)^3 (C^6 H^{12} O^6)^2$ contient le sucre en combinaison avec l'oxyde de plomb ; on recueille ce précipité et on le lave, en prenant le soin le plus grand d'éliminer toute l'ammoniaque, ce qui est obtenu en décantant et relavant plusieurs fois le précipité avant de le jeter sur le filtre ; après

quoi, on verse de l'eau distillée sur lui jusqu'à ce qu'un papier de tournesol rouge ne soit pas ramené au bleu par le filtratum (1).

Le précipité tenu en suspension dans environ 100 c.c. d'eau, est alors décomposé par un courant d'hydrogène sulfuré que l'on fait passer au travers du liquide aussi longtemps qu'un précipité se produit. On filtre de nouveau et on chasse l'hydrogène sulfuré en excès par la chaleur. Le filtratum, composant un liquide incolore, est enfin amené par évaporation au bain-marie à un volume égal à celui de l'urine suspecte traitée ; c'est-à-dire à 50 c.c.

Le docteur Pavy recommande d'essayer à la liqueur de Fehling le liquide ainsi obtenu, *mais le professeur Wormley a découvert que cette solution contenait souvent de l'acide urique susceptible de donner une réaction analogue au glucose par les réactifs cupriques.* On peut d'ailleurs facilement séparer cet acide urique, en laissant le liquide au repos pendant 24 heures ou plus, temps au bout duquel on constate généralement un volumineux dépôt urique au fond du récipient : c'est cet acide qui donne une réaction dans l'urine dans les cas que Brücke, Bence Jones et Pavy ont indiqué pour le sucre. Lorsque l'acide urique est entièrement séparé de l'urine normale, aucune réaction ne se manifeste ; mais en cas de présence de la moindre trace de sucre, celui-ci est facilement décelé.

50 pour 100 environ du glucose sont perdus par l'emploi du procédé au plomb.

IX. — Autres substances sucrées

Inosite. - L'inosite, ou sucre des muscles, se trouve parfois dans l'albuminurie de la néphrite tout comme le sucre diabétique, et dans les autres maladies il a été accidentellement constaté remplacer le glucose, spécialement dans la convalescence ainsi que dans la pthisie, la cachexie syphilitique et la fièvre typhoïde.

Gallois a examiné les urines de 102 malades au point de vue de l'inosite et l'a rencontré sept fois seulement : cinq fois dans trente cas de diabète à côté du sucre en proportions variables et deux fois sur vingt-cinq cas d'albuminurie.

RECHERCHE. — On décèle l'inosite urinaire ainsi qu'il suit : après avoir éliminé toute trace d'albumine on traite l'urine par l'acétate neutre de plomb jusqu'à cessation de tout précipité. On filtre et l'on ajoute au filtratum du sous-acétate de plomb tant qu'un nouveau précipité se produit, l'urine étant de préférence concentrée par évaporation au bain-

---

(1) Le docteur Pavy recommande encore de laver avec de l'eau chaude. Bien que ce procédé soit facile, il offre le danger de pertes par suite de la combinaison du sucre et de l'oxyde de plomb.

marie antérieurement à cette précipitation. Le précipité plombique contenant l'inosite en combinaison avec l'oxyde saturnique est recueilli après un repas de douze heures, mis en suspension dans l'eau et décomposé par l'acide sulfhydrique. Le précipité de sulfure de plomb ayant été séparé par filtration on laisse au repos pendant quelque temps et l'on constate alors le dépôt d'une très petite quantité d'acide urique. Celui-ci est séparé par le filtre, et le liquide concentré autant que possible, puis traité là à température de l'ébullition par 3 ou 4 fois son volume d'alcool. S'il se produit un précipité dense adhérent au fond du vase, on sépare la solution alcoolique par simple décantation. Mais si le précipité est floconneux, non adhérent au récipient, on filtre la solution chaude dans un entonnoir lui-même chauffé, puis on la laisse refroidir. Si, après repos de vingt-quatre heures, il apparaît des cristaux d'inosite, ceux-ci sont séparés et lavés au moyen d'une petite quantité d'alcool froid. Dans ce cas, il est prudent, pour éviter toute perte d'inosite de dissoudre le précipité obtenu par addition d'alcool chaud dans une quantité aussi petite que possible d'eau chaude et de précipiter une seconde fois par trois ou quatre fois son volume d'alcool bouillant. Si l'on ne constate aucune cristallisation, on ajoute de l'éther au liquide clair, le filtratum alcoolique refroidi, et agite fortement jusqu'à ce qu'un trouble lactescent apparaisse, puis mis au repos pendant vingt-quatre heures. S'il n'y a eu que peu d'éther ajouté (un excès n'est point préjudiciable), toute l'inosite présente se précipite sous forme de gouttelettes brillantes, semblables à des perles.

L'inosite diffère du sucre de canne en ce qu'elle ne subit pas la fermentation vineuse quand on la traite par la levûre, tandis que ses solutions prennent facilement la fermentation lactique lorsqu'on les met en contact avec du lait putréfié. Elle ne réduit pas le tartrate de cuivre en solution avec la potasse hydratée, mais change sa teinte en gris-olive : toutefois lorsque le précipité floconneux est tombé, la la liqueur surnageante reparaît bleue pour redevenir gris-olive si on la chauffe de nouveau.

On observe parfois cette réaction en traitant l'urine par la liqueur de Fehling ; fait primitivement remarqué par le docteur Ralfe et ultérieurement attribué par le docteur Oliver à l'inosite. Il serait donc ainsi certain que l'inosite est moins rare dans les urines qu'on ne le supposait autrefois, mais il est douteux toutefois qu'une réaction aussi peu nette puisse être mise en parallèle avec le procédé chimique exact que nous avons décrit précédemment.

Sucre de fruit ou lévulose. — On rencontre quelquefois dans l'urine du lévulose, accompagnant toutefois toujours le sucre diabétique. Ce produit est caractérisé par son défaut de cristallisation et par la rotation du plan de polarisation de la lumière qu'il dévie à gauche au lieu de droite. Ce pouvoir rotatoire spécifique diminue selon que la température augmente pour le lévulose, tandis que pour le sucre de raisins, il est indépendant. Ainsi à 0°C. il égale — 108.3, à + 14°C. = — 99.44, à + 17° C. 5 = — 97, à 87° C. 2 = — 52.5, d'après Tuschmied. Le lévulose réduit aussi les sels de cuivre, comme le glucose, mais à un moindre degré.

RECHERCHE. — Comme le lévulose accompagne toujours le glucose et comme l'un et l'autre réduisent les sels de cuivre, ce n'est seulement que leur action opposée sur la lumière polarisée qui peut servir à les distinguer. Si ainsi, une urine fortement sucrée dévie la lumière polarisée à gauche, ou si, après avoir constaté que l'urine primitive déviait à gauche la lumière polarisée de 10 degrés, l'on constate qu'après ingestion de fortes doses de benzol, de phénol, de bromo et de nitro-benzol, de chloral et de camphre, la lumière n'est pas du tout déviée, on doit conclure à la présence du lévulose. Il est bon cependant de se rappeler qu'il y a lieu d'exclure d'autres substances qui, soit réduisent aussi les sels de cuivre, soit agissent de même sur la lumière polarisée en la tournant à gauche.

Sucre de lait ou lactose ($C^{12}H^{12}O^{12}$). — Les urines des femmes nourrices ou celles des femelles des animaux renferment parfois du sucre de lait. Le docteur Ralfe rapporte un cas d'observation personnelle à London-Hospital, d'une femme jeune-mariée, âgée de 29 ans, qui, nourrice d'un enfant, était atteinte de faiblesse générale et souffrait de fréquentes micturitions, dont l'urine contenait la grande quantité de 3 pour 100 de sucre. Ce produit apparut pendant trois séjours de la malade à l'hôpital, bien qu'il n'y eut pas de sucre pendant la grossesse.

Le lactose est caractérisé par une cristallisation blanche ou colorée, en prismes à six pans à extrémités accuminées, terminées par quatre triangles; par sa rotation de la lumière polarisée à droite avec un pouvoir spécifique de + 59.3, variable également avec la concentration, tandis que celui du sucre de raisin est de + 53.1; par le fait aussi qu'il réduit les sels de cuivre comme le glucose; enfin parce qu'il ne subit pas la fermentation alcoolique avec la levure. Les fongus qui couvrent le sucre de lait dans l'alcool sont très divisés. Au contraire il subit facilement les fermentations lactique et butyrique.

RECHERCHE. — Un très grand pouvoir réducteur d'urine et une rotation polarimétrique droite inexplicable doivent faire penser au sucre de lait. Le soupçon sera d'autant plus justifié si l'urine est celle d'une femme allaitant un enfant. Il ne peut être reconnu avec toute sûreté qu'en l'isolant de l'urine par des procédés dont les détails seront trouvés dans les travaux physiologiques et chimiques de Gorup-Besanez ou Hoppe-Seyler ou dans les traités relatifs à l'urine de Neubaer et Vogel ou de Salkowski.

Acétone et substances produisant l'acétone

Acide diacétique. — Souvent insidieusement, mais non nécessairement, associée à la glycosurie, l'acétonurie donne aux réactifs les signes suivants :

Acétone. — Ceux qui ont étudié les premiers le diabète avaient parfois noté dans les urines une odeur de « fruits » dont ils ignoraient toutefois la cause. Ce n'est qu'en 1857 seulement que le docteur Peters (1) reconnut, par une recherche chimique spéciale, la substance connue sous le nom d'acétone et à laquelle l'odeur précitée est probablement due. Kaulich (2) a étendu et complété le travail de Peters. De nombreuses autres études faites, il résulte ce fait déjà mentionné que, si l'acétone apparait souvent dans l'urine en cas de diabète sucré, on la trouve aussi en l'urine dans d'autres maladies et même en petite quantité à l'état de santé. On a reconnu ensuite que toutes les urines contenant de l'acétone n'offraient pas l'odeur de fruit. Contrairement aussi à ce qui était pensé en premier lieu, l'acétone ne parait pas provenir du glycogène du sang, mais de la désintégration de l'albumine (3). C'est ainsi que l'on explique qu'elle n'ait pas toujours pour origine la glycémie et la glycosurie. En confirmation de ce fait physiologique on a trouvé que la diète carnée augmentait énormément l'acétonurie.

Recherche de l'acétone. — La démonstration certaine de l'acétone acquiert une grande valeur par la pratique de la distillation de l'urine. La réaction de Legal, toutefois, permet d'en reconnaitre des quantités moyennes directement dans l'urine, mais il est préférable de l'employer adaptée à la distillation à cause du paracrésol qui peut s'y rencontrer avec l'acétone et qui offre une réaction similaire. Pour cette raison donc on peut l'employer directement à titre préliminaire, et la réemployer ultérieurement après distillation.

Réactif Legal. — On prépare au moment du besoin une solution très concentrée de nitro-prussiate de soude, en en dissolvant quelques cristaux dans un peu d'eau contenue dans un tube à essai. On ajoute à trois ou quatre centimètres cubes d'urine suspecte une solution de soude ou de potasse en quantité suffisante pour alcaliniser nettement le mélange. On additionne alors ce mélange de quelques gouttes de la

(1) Peters, « Untersuchungen über die Honigharahr » Prager Vierte-jahorschuft, 1857, XIV Band 3 S. 81.

(2) Kaulich, « Ueber Acetonbildung in thiereschen Organismus ». Prager Vierteahorschuft, 1860, Baud 3, S. 58.

(3) V. Engel, « Mengenverhaltmisse des acetons unter physiol. and unter pathol » Bedingungen. Zeitschrift für Klin. Méd. Band. XX, S. 521, 1892.

solution de nitro-prussiate, laquelle détermine rapidement dans l'ensemble de la masse une coloration rouge qu'il y ait présence ou non d'acétone. Cette coloration étant produite plus rapidement encore par la créatinine que par l'acétone. En peu de temps la couleur rouge disparaît, mais si il y a présence d'acétone, une addition de quelques gouttes d'acide acétique concentré y détermine une teinte pourpre ou violet-rouge. La coloration pourpre s'atténue aussi en peu de temps, si elle a l'acétone pour cause. Par le repos, il se produit un précipité bleu-foncé dont on peut hâter la formation, en chauffant la solution après l'addition d'acide acétique.

La réaction de Legal peut s'appliquer aussi au produit de la distillation, mais pour les raisons indiquées, il est moins satisfaisant.

PROCÉDÉ DE LA DISTILLATION. — Pour étudier l'acétone par la distillation, on traite un demi-litre ou un litre d'urine par les acides phosphorique ou chlorhydrique dans la proportion de 3 c.c. pour 100 c.c. de liquide urinaire. L'urine ainsi traitée est partiellement évaporée dans un appareil distillatoire et l'on termine l'opération dans une cornue. L'addition d'acide a pour but d'éviter la production de gaz. Von Jaksch préfère l'acide phosphorique.

On obtient de 10 à 12 c.c. de liquide; auquel on applique la réaction suivante :

ESSAI DE LIEBEN, A L'IODOFORME. — A une portion du distillatum de l'urine on ajoute une faible quantité de liqueur de potasse, puis quelques gouttes d'une solution d'iode dans l'iodure de potassium (1). S'il existe de l'acétone, il se produit *instantanément* un précipité d'iodoforme. L'alcool présent dans la distillation donne un précipité semblable, mais la formation en serait lente, tandis qu'avec l'acétone elle est immédiate.

PROCÉDÉ DE GRUNNING, MODIFICATIONS DE L'ESSAI DE LIEBEN A L'IODOFORME. — Cette cause d'erreur peut encore être évitée en employant la méthode imaginée par Grunning, qui substitue l'hydrate d'ammoniaque à la potasse avec l'iode. Ce dernier réactif ne donne, en effet, aucun précipité avec l'alcool, tandis que l'acétone en produit un d'iodoforme, et qu'enfin il se forme un sédiment noir lorsqu'il n'y a pas d'acétone. Et ce précipité d'iode est bientôt redissous si l'urine contient beaucoup d'acétone, tandis que s'il en contient peu, les cristaux d'iodoforme peuvent encore être constatés au bout de 24 et 48 heures, déposés en couche au-dessus du précipité noir d'iode.

Ce précipité peut aussi s'employer avec l'urine directement, mais il ne donne alors des résultats satisfaisants que si l'acétone y existe en notable proportion.

_____

(1) La formule de Friedlander pour cette solution est : iode, 1 gramme iodure de potassium, 2 gramme ; eau distillée, 50 c.c.

PROCÉDÉ DE REYNOLD. — Cet essai a pour principe le pouvoir que possède l'acétone de dissoudre l'oxyde de mercure fraîchement précipité. On l'applique ainsi qu'il suit : ayant introduit une solution de nitrate de mercure dans un tube à essai on en précipite l'oxyde jaune de mercure par une solution alcoolique d'hydrate de potasse. On ajoute alors la solution que l'on suppose contenir de l'acétone, et l'on agite. On filtre le liquide, en prenant bien soin d'obtenir un filtratum clair, et on ajoute avec précaution à ce filtratum une solution de sulfure d'ammoniaque. S'il y a présence d'acétone, l'oxyde de mercure qui s'était dissous et qui était passé dans le filtratum détermine la production d'une couche noire de sulfure de mercure au point de contact des deux liquides.

Réaction à l'indigo de Baeyer et Drewsen. — On chauffe jusqu'à dissolution quelques cristaux de nitrobenzaldéhyde, on laisse refroidir la solution et l'on sépare l'aldéhyde sous forme de trouble lactescent. On ajoute alors l'urine suspecte (ou de préférence son distillatum), et l'on rend le mélange nettement alcalin par la soude caustique diluée. Si l'acétone est présente, il apparaît une coloration d'abord jaune, puis grise, suivie d'une teinte bleu-indigo dans l'espace de quelques minutes. S'il n'existait seulement que des traces d'acétone, il faudrait agiter avec quelques gouttes de chloroforme le liquide jaune précédent, on observerait distinctement une coloration bleue du chloroforme. Par cette méthode l'acétone peut être facilement décelée en solution sous la proportion de 1 partie pour 2500, si l'on a soin d'employer la distillation. Mais avec l'urine directement, sans distillation, à l'aide du chloroforme on peut la retrouver dans la proportion de 1 pour 1000.

L'acide pyroratéchique, l'aldéhyde et l'acétophénone sont les seules autres substances produisant aussi la réaction de l'indigo, mais celles-ci n'ont pas été, comme la première, jusqu'à présent rencontrées dans l'urine.

Acide diacétique

En 1865, Gerhardt (1) découvrit que dans certains cas de diabète sucré l'urine prenait une coloration rouge en présence du chlorure ferrique. On a décrit cette réaction comme caractéristique de l'éther diacétique ou éthyldiacétique, substance se dédoublant facilement en acétone, alcool et acide carbonique. Cette manière de voir semble logique, car on a trouvé parfois de l'alcool et de l'acétone dans les urines

(1) Gerhardt, « Diabètes mellitus and aceton », *Wiener medicizinische Presse*, 1868 Baudvi n° 28.

diabétiques. Deichmüller (1) et Tollens (2), toutefois, ont fortuitement découvert que cette substance était l'acide diacétique que l'on obtient par le traitement de l'urine acidulée par l'éther.

Les autres substances n'étant pas principes constituant de l'urine, et qui donnent toutefois la même réaction sont : les acdes formique (3) et acétique, et les sels de quinine, comme aussi les acides phénique et salicylique ; les produits de la décomposition de l'antipyrine, de la kairine, et de la thalline. L'acétone ne donne directement aucune réaction avec le perchlorure de fer, mais l'acide diacétique répond aux diverses réactions de l'acétone.

ESSAI AU PERCHLORURE DE FER. — D'après de qui précède, il est clair que si l'apparition d'une réaction rouge dans une urine sous l'influence du perchlorure de fer peut faire présumer l'acide diacétique, elle ne peut y faire conclure. Pour augmenter la certitude à cet égard Von Jaskch a imaginé le procédé suivant :

A l'urine, aussi fraîche que possible, on ajoute quelques gouttes d'une solution de perchlorure de fer. S'il se produit un précipité de phosphates, on le sépare par la filtration, et le filtratum est encore traité par le chlorure ferrique. En cas de production d'une couleur rouge-Bordeaux, on porte à l'ébullition une portion de l'urine et l'on répète ce traitement. Une autre portion d'urine fraîche est acidulée par l'acide sulfurique et agitée avec de l'éther. Si la réaction avec l'urine bouillie apparaît mais qu'elle soit faible, ou qu'elle ne se présente pas, si après 24 ou 48 heures la couleur rouge produite par le réactif sur l'extrait éthéré est devenue pâle, ou si en opérant la distillation on constate l'urine primitive riche en acétone, on a alors affaire à de l'acide diacétique.

Les précautions que nous venons de décrire sont nécessaires à cause de la présence possible des substances précédemment nommées, qui offrent la même réaction. Cependant, si la réaction est nette, et que les conditions de présence de l'acide diacétique soient favorables, on peut d'emblée induire cette présence de la réaction directe du perchlorure de fer. Il est important toutefois que l'urine soit fraîche et non décomposée, parceque dans cette décomposition l'acide diacétique peut prendre naissance de l'acétone.

Si la réaction colorée que donne l'extrait éthérée est peu vive, la substance en présence est, d'après Minkousky, l'acide oxybutyrique, qui provient, dit-on, de l'acide diacétique par oxydation subséquente.

_____

(1) Deichuneller « Ueber diabetische acetonurie ». Liebrgs annalen der chemie. Baud 209, p. 22.

(2) Tollens, « Ueber Eisenchlorid roth farbende Harne » Liebigs annalen Baud. 209 p. 30.

(3) Le Noble a aussi trouvé l'acide formique trois fois sur six cas de diabètes. _American Journal of the medical sciences, 1887._

Dosage quantitatif de l'acétone. — Plus que pour toute autre substance, des procédés de dosage de l'acétone ont été imaginés, mais celui qui donne les meilleurs résultats est la méthode de Messinger, appliquée à l'urine par Huppert, et ultérieurement revue par Eugel et Dévoto.

PROCÉDÉ. — On recueille l'urine de vingt-quatre heures, on la mesure avec soin, on prend la densité et la réaction. On fait un premier essai par le procédé de Legal, et selon le résultat, l'on verse dans un flacon plat, susceptible d'être chauffé à l'ébullition, 20 ou 50 c.c. ou même 100 c.c. d'urine, que l'on amène, par addition d'eau distillée, au volume de 100 c.c. On ajoute deux centimètres cubes d'une solution à 50 pour 100 d'acide acétique et l'on joint le flacon à un réfrigérant au moyen d'un long tube de verre, en avant duquel on place un vase à distiller, devant lequel encore existe un appareil à boules rempli d'urine. Il faut avoir soin de faire les joints serrés. On opère la distillation, et on la continue jusqu'à ce que les neuf dixièmes du volume primitif aient passé. On traite une portion du résidu par la méthode de Lieben, et si la présence de l'acétone est décelée, on rejette le résultat et on recommence le procédé après addition d'une plus grande quantité d'eau distillée. Le distillatum est traité par 1 c.c. d'acide sulfurique dilué (à 1 pour 8), et soumis à une nouvelle distillation.

Ce second distillatum est versé dans un flacon d'un litre de capacité, pourvu d'un couvercle de verre rodé, mais que pendant la distillation on obture au moyen d'un bouchon à deux trous, et qui porte un appareil à boules garni d'eau immédiatement devant lui. Immédiatement après la distillation, le flacon est fermé avec le couvercle de verre et titré au moyen d'une solution normale d'iode au dixième et d'une solution au dixième aussi d'hyposulfite de soude. Un centimètre cube de la solution iodée correspond à 0 gr. 967 d'acétone.

L'addition de 2 c.c. d'une solution à 5 pour 100 d'acide acétique, pour éviter la formation de phénol, et l'addition de 1 à 8 cc. de l'acide sulfurique dilué à 1 huitième, tend à prévenir le passage de l'ammoniaque, l'un et l'autre de ces corps réagissant sur l'iode.

Nous sommes redevables à Von Jaksch (1) de la plupart de nos connaissances relatives à la différence de signification clinique de ces deux substances, que l'on donne parfois comme ayant une importance identique. Les plus récentes observations d'Eugel ne modifient en rien cette manière de voir, mais confirment au contraire et étendent les résultats de Von Jaksch.

Des traces d'acétone ont été parfois trouvés daus des urines normales, constituant ainsi une *acétonurie physiologique*. L'acétone se rencontre dans les cas de maladie dont le cours est habituellement favorable, et n'a qu'une faible ou même nulle signification ; en sens contraire, la diacéturie est une complication beaucoup plus dangereuse.

---

1) « Acétonurie and Diaceturie » Berlin, 1885.

L'acétonurie semble être le résulat d'une température élevée et soutenue, et vient accompagner les maladies présentant cette dite élévation de température, tandis que son absence se constate lorsque la température redescent, enfin une nouvelle quantité d'acétone réapparaît par reprise de l'élévation de température ; une telle acétonurie porte le nom d'*acétonurie fébrile* et accompagne souvent le diabète, constituant ainsi *l'acétonurie diabétique*, mais elle ne lui est nécessairement associée, ni avec la glycosurie ; et bien que le développement de l'acétonurie dans le diabète soit quelquefois accompagné de symtômes très désagréables, comme mal de tête, manque d'appétit et digestion difficile, le tout de courte durée, elle n'offre qu'une signification restreinte sauf comme signe prémonitoire possible de la diacéturie qui lui succède parfois dans cette maladie.

Parmi les autres maladies, dans lesquelles l'acétone a été trouvée dans l'urine, on peut citer le cancer, l'inanition et les dérangements cérébraux accompagnés d'excitation mentale et de troubles de la digestion.

Très rarement l'acétone est par elle-même capable d'occasionner les symptômes parmi lesquels les plus sensibles sont l'insomnie, l'excitation et le délire et qui constituant une sorte d'intoxication mais ces symtômes se dissipent généralement entièrement avec la disparition de l'acétone.

D'un autre côté, et d'après Von Jaksch, ce que l'on désigne communément sous le nom de côma diabétique, ne doit pas être imputé à la présence de l'acétone dans le sang, mais à celle de *l'acide diacétique*, bien qu'il faille admettre que ce dernier corps soit précédée d'une acétonurie de longue durée. Ces faits ont été fréquemment observés dans le cas de diabète très avancé. A la sensation de faiblesse ou dépression vient s'ajouter l'assoupissement qui peut aller jusque au côma si la diacéturie persiste. A titre de principe, il y a aucun rapport entre la quantité de sucre et l'acide diacétique éliminés, bien qu'une diminution subite de sucre ne soit parfois compensée par l'apparition d'une forte quantité d'acide diacétique, occasionnant la côma puis la mort.

Il y a aussi la *diacéturie fébrile* qui accompagne certaines maladies à fièvre, comme l'exanthème aïgu, la péricardite, la pleurésie, la périty-phlite, la fièvre typhoïde, la tuberculose miliaire, la pthisie tuberculeuse, et la pneumonie. On doit, toutefois, se souvenir que les symptômes du côma diabétique peuvent se présenter sans ni acétonurie ni diacéturie. Von Jaksch propose d'éliminer le terme « côma diabétique » et de lui substituer l'expression « côma diacétique » pour ces cas de côma, accompagnés, en dehors des causes étrangères, de diacéturie.

Finalement il paraît y avoir aussi une autointoxication ou « diacéticémie » provenant de l'acide diacétique, manifestée par des vomissements, de la dyspée, de l'agitation avec terminaison rapprochée en côma et mort, inexplicable par aucune maladie grave découverte. Cette condition, très grave mais très rare chez les adultes, est, dit Von Jaksch, aesez fréquente chez les enfants et offre alors un pronostic moins sérieux. Dans quelques cas, l'enfant se sent faible, a une langue couverte, épaisse, souvent un léger catarrhe conjonctival, parfois des vomissements, ordinairement de la constipation, et très peu ou pas de fièvre. Dans l'espace de deux ou trois jours, tous ces symtômes disparaissent, en même temps que la diacéturie. Dans d'autres cas, les symtômes nerveux sont plus marqués. Von Jaksch pense que tous ces phénomènes, aussi bien que certain nombre d'autres attaques convulsives chez les enfants, sont le résultat d'une autointoxication par l'acide diacétique.

Il est évident que nos connaissances sur ces substances, acétone et acide diacétique, pas plus que les symptômes qu'occasionne leur présence, ne sont pas encore définies ; mais les rapports que nous venons d'énoncer doivent être considérés comme représentant aussi définitivement que possible l'état de nos informations présentes.

Acide B. oxybutyrique. — Hugounenq (1), Lépine, Stadelmain et Minkouski ont été conduits à penser que l'acide oxybutyrique et non pas l'acide diacétique étaient la cause du coma diabétique. Mais leurs travaux n'infirment pas cependant les anciens, et de toutes récentes observations viennent à l'appui de cette manière de voir. L'acide Béta-oxybutique a été rencontré dans le sang de malades diabétiques ; c'est un homologue supérieur de l'acide lactique et il est précisément formé dans les muscles malades comme l'est l'acide lactique à l'état sain. L'acide diacétique en résulté seulement par simple oxydation. Quant aux causes de sa formation dans le corps, il ne nous est point permis de les découvrir. La méthode par laquelle les échanges peuvent être considérés se faire dans l'organisme est simple, la série étant groupée ainsi qu'il suit : glucose, alcool, aldéhyde, aldol, acide B. oxybutyrique, acide diacétique, acétone. Hugounenq conseille l'emploi des injections hypodermiques d'un alcali pour neutraliser l'acide oxybutyrique dans le sang. Lépine recommande aussi le traitement alcalin et dit qu'une diète exclusivement carnivore doit être considérée comme favorisant le développement du côma.

Ces observations disent encore que l'acide trouvé dans l'urine dans quelques cas de diabète n'est ni l'acide diacétique, ni l'acide oxybutyrique.

Comme relations entre ces deux substances, il résulte actuellement des conclusions du travail de Von Jaksch, publié en 1885, que : 1° l'acétone est un produit d'oxydation des substances albumineuses ; 2° qu'on trouve l'acétone fortement augmenté dans l'organisme dans certains états pathologiques où il détermine des phénomènes toxiques. Si la quantité d'acétone formée est très grande, elle s'unit à certains acides produits par une métamorphe régressive de l'albumine, peut-être l'acide formique et fournit de l'acide diacétique, comme peut-être aussi

(1) American Journal of the Medical Sciences, October 188⁻.

une autre série d'acides similaires qui peuvent faire partie des matières volatiles de l'urine évaporée et dans lesquels l'oxydation de l'acétone peut se présenter.

XI. — Matières colorantes.

La signification pathologique de toutes les matières colorantes n'a pas encore été bien déterminée. Plusieurs d'entre elles sont toutefois d'une telle importance que leur détermination commande l'intérêt presque autant que les matières protéiques ou le sucre.

I. Matières colorantes normales

Nonobstant la très considérable étude qui a été faite à ce sujet depuis les dernières années, il existe encore une certaine confusion entre les matières colorantes normales. Celles d'entre elles et les deux dont l'existence, par le fait de leur plus faible isolement, ait été démontré avec évidence sont l'*urobiline* et l'*uro-indican*, ce dernier correspondant à l'uroxanthine de Heller. Thudichum a constitué une matière colorante particulière qu'il a dénommée urochrôme. A cette matière, selon Thudicum, l'urine doit une plus ou moins grande partie de sa couleur jaune, et au nombre des autres matières colorantes il décrit l'urrhodine de Heller, l'urohœmatine de Schérer et l'urohœmatine de Harley, qu'il considère comme le mélange de produits de la décomposition du pigment jaune.

L'urohœmatine de Schérer et celle de Harley sont probablement identiques, Schérer (1) admettant que l'urohœmatine contient du fer et confirmant l'emploi du terme fixé par Harley pour cette matière colorante. L'urophéïne de Heller est probablement la même chose. Finalement tous ces produits sont probablement des modifications, dues aux différentes méthodes de traitement de l'urine, de la substance connue comme *urobiline* et qui est généralement considérée comme étant la matière colorante la plus importante de l'urine. Quand à la présence de l'indican (uroxanthine de Heller) dans les urines les plus normales, on peut l'admettre entièrement, bien que Thudichum préfère ne pas considérer ce corps comme une matière colorante vraie, mais comme en *chromogène* ou générateur de couleur. Pour le présent, je retiens parmi les matières colorantes normales les deux principales ci-jointes dont je vais parler :

1° **Urobiline** (Jaffé), *hydrobilirubine* de Maly et ses modifications; *hurohœmatine* de Harley et de Schérer ; *urophéïne* de Heller.

2° **Uro-indican** ou *uroxanthine* de Heller ; bien qu'on puisse, comme l'a dit Thudichum, ici la considérer que comme un corps chromogène.

(1) Harley « The urine and its derangements » Philadelphie 1872, from London, édition 1871.

1° Uroliline — Hydrobilirubine — Urophéïne — Urhœmatine

L'urobiline, primitivement extraite par Jaffé et ultérieurement étudiée par Maly, est considérée comme résultant de l'altération de la bilirubine — ou matière colorante normale de la bile — dans son passage dans l'intestin par absorption d'eau et d'hydrogène — c'est-à-dire représenter de la bilirubine réduite. De là Maly la nomme hydrobilirubine. La réaction peut s'exprimer ainsi qu'il suit :

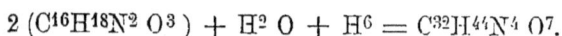

$$2\ (C^{16}H^{18}N^2\ O^3\ ) + H^2\ O + H^6 = C^{32}H^{44}N^4\ O^7.$$

Ainsi constituée, l'urobiline est résorbée et excrétée par le rein. Comme la bilirubine est elle-même l'hæmatine du sang réduite par l'action des acides biliaires, la filiation directe de l'urobiline se trouve établie. Obtenue plus facilement des urines fébriles fortement colorées par le procédé décrit dans les grands traités d'analyse, c'est une masse résineuse brune, aisément soluble dans l'eau, un peu plus facilement encore dans l'alcool et le chloroforme Elle ne donne aucune coloration avec l'acide nitrique. Ses solutions concentrées sont brunes, mais diluées sont jaunes ou plus exactement rose-rouge. Lorsqu'elles sont concentrées elles présentent des propriétés spectro-copiques particulières et une belle fluorescence verte à la lumière réfléchie. Le spectre est une bande d'absorption obscure entre les raies B et F de Frauenhofer. Ces deux phénomènes sont encore plus facilement nets par addition d'une solution ammoniacale et d'une goutte de chlorure de calcium, tandis que la fluorescence s'éteint par addition d'acide chlorhydrique et que la bande d'absorption recule vers F et devient plus distincte.

Jaffé a déduit de l'absence de la réaction particulière de l'urobiline dans l'urine fraîche, que l'urobiline n'existait pas de prime abord, mais était précédée par un chromogène qui se convertissait en urobiline par absorption d'oxygène.

Recherches de l'urobiline ou hydrobilirubine. — Ajouter de l'ammoniaque jusqu'à réaction nettement alcaline, filtrer et au filtratum ajouter une solution de chlorure de zinc. L'apparition de la fluorescence verte et la constatation de la bande d'absorption carastéristique indiquent la présence d'une quantité considérable d'urobiline. Ce produit est spécialement abondant dans l'urine fortement colorée des cas de fièvre, dans les maladies de cœur et de foie, ainsi qu'après les sudations.

Essai de Heller par l'Urophéïne. — On pratique ainsi qu'il suit : on verse dans un verre à bec ou mieux, dans un verre à vin (allongé), un peu moins de 2 c.c. d'acide sulfurique incolore, sur lequel on laisse tomber en une seule fois, en un mince filet, d'une hauteur d'environ 12 centimètres, deux fois autant d'urine. L'urine se mélange instantanément avec l'acide sulfurique ; et dans l'urine normale, d'un poids spécifique de 1020 et dont la quantité en 24 heures a été de 1500 c.c., il se produit une forte coloration rouge-grenat. Si la matière colorante s'y trouve augmentée, la teinte obtenue n'est plus rouge-grenat, mais noire et opaque ; au contraire, si la matière colorante y est diminuée, le mélange apparaît rouge-grenat faible et reste transparent.

Observations. — D'autres conditions toutefois que celle de l'augmentation de la masse de la matière colorante produisent une augmentation dans l'intensité de la réaction urophéique. Ainsi, l'urine diabétique donne une opacité foncée analogue du fait de la carbonisation du sucre par l'acide sulfurique. De même, l'urine contenant du sang, des pigments biliaires, de l'uroérythrine (ou d'autres matières colorantes anormales), donne cette même réaction que l'acide sulfurique. Aussi, si l'on veut pouvoir compter sur cette réaction, doit-on expulser avec soin les autres substances susceptibles de troubler la réaction.

Réaction du Dr Harley pour l'Urohématine. — Cet essai est le suivant : Diluer l'urine de 24 heures avec de l'eau, jusqu'à ce qu'elle atteigne le volume de 1800 c.c., ou si la quantité excède ce chiffre, l'y ramener par concentration. Alors, à 7 c.c. 4 du liquide introduit dans un tube à essai, ajouter 1 c.c. 8 d'acide nitrique, et laisser le mélange au repos pendant quelques minutes. Si la quantité d'urohématine est normale, le mélange ne devra voir sa teinte qu'augmenter faiblement d'intensité ; tandis que si elle existe en excès, il deviendra rose, rouge, cramoisi ou pourpre, selon la quantité présente. En chauffant le mélange, on active la modification de couleur, mais il est préférable de faire l'expérience à froid et, si c'est nécessaire, d'attendre assez de temps pour que le changement de teinte se produise.

L'acide est ajouté pour mettre en liberté la matière colorante, qui peut se trouver si bien cachée, *q'une urine pâle contient souvent une grande quantité d'urohématine.*

Harley indique encore une seconde méthode, d'une application aussi facile que la précédente pour la détermination d'un excès d'urohématine en cas de maladie destructive du sang. On porte à l'ébullition 120 c.c. d'urine, additionnée d'acide nitrique dans le but de mettre en liberté la matière colorante. Après refroidissement, on verse l'urine dans un flacon de 180 c.c., et on lui ajoute 30 grammes d'éther. On bouche le flacon, on l'agite, et on laisse reposer pendant 24 heures. Après ce laps de temps, on trouve l'éther semblable à une gelée trouble et coloré en rouge. Harley admet alors que le sujet examiné est mal portant.

On a de bonnes raisons pour penser que l'urohématine représente un produit de désagrégation des globules rouges du sang, et que ses fluctuations sont en raison de la cause de leur destruction.

Urochrôme de Thudichum. — Thudichum a donné le nom d' « Urochrôme » à la substance colorante qu'il considère comme entrant pour la part la plus grande dans la coloration jaune de l'urine. Ce corps est un alcaloïde, mais sans propriétés basiques prononcées. Il a été isolé, mais non finalement analysé. Son principal caractère est que, par ses combinaisons avec les acides, il donne plusieurs corps d'un poids atomique inférieur, dont l'un — l'uromélanine — semble dériver des matières colorantes du sang. Au spectroscope, l'urochrôme ne présente aucune bande d'absorption spécifique lorsqu'il a été fortement acidifié, mais ses combinaisons paraissent être le point de départ de deux ou trois substances, présentant des phénomènes spectraux distincts et susceptibles d'aider à sa caractérisation. L'urochrôme n'est point chromogène de l'urobiline.

Thudichum indique plusieurs procédés d'isolement de l'urochrôme. Le plus rapide d'entre eux consiste à précipiter l'urine fraîche par les acétates neutre et basique de plomb, décomposer le précipité par l'acide sulfurique, et séparer du filtratum l'urochrôme et en même temps les corps du groupe xanthine au moyen de l'acide phosphomolybdique.

2° UROINDICAN — UROXANTHINE DE HELLER
INDIGOGÈNE DE THUDICHUM

L'*indican* ($C^{32} H^{62} A^{32} O^{34}$), ou *Uroxanthine*, est légalement une matière colorante séparable de l'urine sous forme d'un liquide sirupeux brun-clair, facilement soluble dans l'eau, l'alcool et l'éther. Il a une saveur amère et est aisément convertible par traitement acide à chaud en *indigo-bleu* (uroglaucine de Heller), et en matière rouge (urrhodine de Heller). Kletzinsky dit l'indican être identique à l'indigo rouge, mais ce fait est dénié par Thudichum. On dit aussi que l'indican se produit dans les putréfactions. On a dit également autrefois qu'un de ses composants était l'indiglucine, substance saccharine décelable par le réactif de Trommer, mais non susceptible de subir l'épreuve au moyen de la fermentation. Ces faits sont aujourd'hui inacceptables. Selon Thudichum, l'*urrhodine* est le résultat de la chymification par les acides d'un chromogène spécial, qu'il nomme l'urrhodinogène. L'uroxanthine ou uroindican était considéré autrefois comme identique à l'indican des plantes ; de récentes recherches ont établi à cet égard une différence.

SA RECHERCHE, D'APRÈS HELLER, se pratique ainsi qu'il suit : On verse dans un verre à vin, ou un petit verre à bec, 4 c.c. d'acide chlorhydrique, sur lequel on laisse en même temps tomber goutte à goutte de six à vingt gouttes d'urine. Dans les conditions normales, l'indican contenu dans l'urine y existe en quantité si minime que l'acide ajouté à l'urine se colore seulement en jaune-rouge pâle. Mais si l'indican s'y trouve présent en quantités plus grandes, la coloration est violette ou bleue. *Plus grande est la quantité d'indican présente, plus rapidement on verra paraître la coloration violette ou bleue.* Une ou deux gouttes d'urine sont suffisantes pour colorer 4 c. c. d'acide chlorhydrique. La couleur bleue ne paraît pas immédiatement. Il faut de 15 à 20 minutes pour la produire, mais la réaction qui apparaît de suite indique une petite quantité d'indican. L'addition de deux ou trois gouttes d'acide nitrique donne plus de sensibilité à cette réaction ; et l'on reconnaît aussi de minimes quantités d'indican. Si l'on veut rechercher l'indican dans une urine contenant des matières colorantes biliaires, il faut au préalable la précipiter par une solution d'acétate de plomb et filtrer.

LA MÉTHODE INDIQUÉE PAR JAFFÉ donne des résultats plus précis, et en même temps permet un dosage approximatif du produit. Dans un grand tube à essai, on ajoute de l'acide chlorhydrique formant en partie égale à 10 ou 15 c. c. d'urine, puis, en agitant constamment, une solution saturée *absolument fraîche* d'hypochlorite de chaux (CaO ClO), goutte à goutte jusqu'à ce qu'une coloration bleue, d'intensité suffisamment grande, apparaisse. On agite alors avec du chloroforme qui dissout l'indigo qui vient de se former, et l'on sépare de la solution aqueuse un liquide bleu, dont la teinte est plus ou moins accentuée, selon la quantité d'indican présent. Dans les urines pâles, mais riches en indican, cette méthode peut servir à déterminer la proportion d'indican avec une précision suffisante pour les essais cliniques. Les urines foncées, dont les autres matières colorantes subissent aussi, avec décomposition, l'action de l'acide chlorhydrique et du chlorure de chaux, doivent être au préalable décolorées par une solution d'acétate basique de plomb, en évitant toutefois d'en employer en excès, parce que si l'indican est présent, il se forme ainsi facilement un extrait d'indigo.

La réaction de Weber est recommandée par Von Jaksch. Ajouter à 30 c. c. d'urine un volume égal d'acide chlorhydrique, puis de 1 à 3 gouttes d'acide nitrique, et chauffer jusqu'à l'ébullition. Le mélange noircit. Après refroidissement, ajouter de l'éther, et agiter. S'il existe de l'indican, il se produit à la surface une coloration bleue qui ira d'elle-même au rose ou au violet.

Observation. — Avant tout essai relatif à l'indican, celui d'Heller ou un autre, il faut avoir soin d'éliminer l'albumine parce qu'elle développe avec l'acide chlorhydrique une coloration bleue au bout d'un certain laps de temps. Si la coloration bleue se développait instantanément, c'est que l'iode serait présent, et l'absorption des iodures serait certaine.

Signification clinique de l'indican dans l'urine. — D'après Jaffé, l'urine normale contient de 4,5 à 19,5 milligrammes d'indican pour 1500 c. c., soit 6,6 par litre. L'indican est augmenté par la diète carnée, dans les maladies obstructives des intestins, dans la pyélite, les maladies de la moëlle et de ses enveloppes, spécialement dans les troubles du système nerveux central entier ou périphériques, dans l'urine hystérique, après le coït et dans les temps chauds, probablement par concentration de l'urine. L'indican est aussi particulièrement abondant dans l'urine sécrétée pendant la période de réaction du choléra (Wyn).

Il a été trouvé par Nettel dans les cas de cancer du foie ; et sa présence signalée en grandes quantités chez les personnes atteintes de tumeurs malignes le fait considérer comme pathognomonique du cancer du foie. Hoppe-Seyler l'a signalé dans un cas de mélanosarcome de l'orbite. Jaffé a trouvé l'indican dans toutes les diathèses liées à un dérangement intestinal, le cancer de l'estomac, le lymphomène et le lympho-sarcôme de l'abdomen, la péritonite purulente, certaines formes de diarrhées, et dans les maladies diverses qu'offre symptôme. Rosenstein a constaté une augmentation d'indican dans l'espace de onze à douze heures dans la maladie d'Addison.

Je l'ai trouvé plus particulièrement augmenté dans deux cas de cirrhose du foie confirmés par examen nécropsique, et dans un cas évident de tumeur maligne intéressant les organes abdominaux et probablement le foie ; mais le diagnostic de ce dernier cas est incertain, l'autopsie n'ayant pas été faite. M. Robin a récemment annoncé qu'il considère la présence de l'indican comme un symptôme sérieux au point de vue du diagnostic de la fièvre typhoïde. (1)

De ces différents faits, il est évident qu'il est difficile de rapprocher, pathognomiquement parlant, l'indican d'aucune diathèse. Cependant de récentes observations physiologiques, confirmés par les faits cliniques notés, apportent une certaine lumière dans l'explication rationnelle de son augmentation.

L'indican est augmenté lorsque la substance connue sous le nom d'*indol* ($C^8 H^9 A^3$), primitivement découverte par Bœyer, est introduite dans le sang. Il a été trouvé par Kühne *(archives de Virchow,* volume XXXIX) que lors de la fermentation de l'albumine en présence de fragments de pancréas l'indol se produisait. Jaffé en conclut que l'indol ainsi produit pendant la digestion, était absorbé et converti dans le sang en uroindican. Pour lors on suppose que dans la digestion intestinale normale de petites quantités d'indol sont habituellement formées, mais que toutes les fois que la digestion est exagérée ou enrayée, comme évidemment cela arrive un peu dans toutes les conditions précitées, il s'en produit davantage qui est absorbé, oxydé et excrété sous forme d'indican, ce qui fait que sa présence se trouve exagérée elle-même dans ces circonstances.

Uroglaucine. — Apery (2) a récemment annoncé avoir trouvé une fois sur douze déposées sous forme d'uroglaucine dans la fièvre scarlatine, de petites masses bleues si distinctes qu'il était absolument mpossible de les confondre avec d'autres substances. L'une et l'autre uroglaucine et urrhodine se rencontrent quelquefois dans le sédiment des cystites et du mal de Bright.

Préparation de l'Uroglaucine. — Séparer par filtration l'urine de ses sédiments. Evaporer le filtratum et le traiter par l'alcool bouillant qui dissout les matières bleues ; évaporer de nouveau. On trouve alors l'uroglaucine mélangée à d'autres substances que l'on redissout par l'eau froide. L'uroglancine est ensuite traitée de nouveau par l'alcool bouillant, qui par évaporation soignée la laisse sous forme de cristaux bleus.

(1) *Philadelphie Medical Times.* October 22 1887, p. 63.
(2) Apery, « *Les nouveaux remèdes* », novembre 1885.

Le Dr Harley estime que les différentes variétés de pigments urinaires proviennent de l'oxydation de l'urohématine (1), et qu'ainsi ils expliquent les cas divers de couleur bleue, verte, brune et noire qu'offrent les urines, que a différentes reprises on nous a rapportés, fait des plus important parce que la coloration en question ne se rencontre jamais au moment de l'excrétion de ces urines, elles ne prennent ces teintes que postérieurement ; soit l'exposition à l'air soit l'action des divers réactifs. Il considère que les changements de couleur que présente l'urohématine en dehors du corps connu primitivement sont dus à l'altération de sa constitution dans le corps par la maladie.

Il admet, toutefois, en communauté d'idée avec plusieurs autres personnes, qu'une certaine portion de la matière colorante de l'urine provient de la nourriture, et surtout de la nourriture végétale (2).

Mon ami le Dr S. Weir Mitchell a appelé l'attention sur une singulière coloration verte ou jaune verdâtre que présente l'urine des gens mis à la diète lactée exclusive. Cette coloration provient probablement de ce que la matière colorante dérivée de l'hémoglobine des globules rouges n'est pas influencée par les matières colorantes alimentaires, mais ceci demande à être étudié plus à fond.

II. Matières colorantes anormales

Sous le nom de matières colorantes anormales on comprend tant celles qui n'entrent pas dans la composition de l'urine normale bien qu'elles se trouvent dans le corps que d'autres qui ne s'y rencontrent point.

A. Les premières sont représentées par les *matières colorantes du sang,* hémoglobine ou oxyhémoglobine, méthémoglobine. L'hématine est de l'hémoglobine réduite dans laquelle l'albumine coagulée a été changée sous l'influence de la chaleur en une autre substance albumineuse. La méthémoglobine représente un état intermédiaire, approchant toutefois de plus de l'hématine, et donne la même bande d'absorption, dans le jaune du spectre entre les lignes C et D de Frauenhofer, mais plus rapprochée de la raie D, tandis que l'hémoglobine offre une bande d'absorption dans le jaune et une dans le vert entre D et E.

Lorsque des matières colorantes du sang sont contenues dans l'urine fraîche, l'hémoglobine prédomine ; mais si l'échantillon d'urine est traité par le sulfhydrate d'ammoniaque, il se produit de l'hémoglobine réduite par absorption d'oxygène.

L'hémoglobine réduite donne entre les raies D et E. En agitant avec l'air atmosphérique une partie de l'hémoglobine réduite est transformée en oxyhémoglobine.

(1) Op. cit., p. 110.
(2) Op. cit., p. 101 ad. fin,

B. Les autres comprenant l'uroérythrine de Heller.

C. Les matières colorantes végétales.

D. Les matières colorantes biliaires.

A. MATIÈRES COLORANTES DU SANG

Hémoglobine, Méthémoglobine et Hématine. — Ces substances peuvent passer dans l'urine par transudation directe ou provenir de la dissolution des globules du sang proprement dits ayant pénétré dans l'urine par moyens divers. On peut les rencontrer dans l'urine en quantités très petites, et non accompagnées par l'albumine, comme l'a, le premier, montré le Dr A. Mohamed (1).

La couleur de l'urine est différente selon qu'elle contient davantage d'hémoglobine ou de méthémoglobine ; la première est plus claire, la dernière plus foncée, brun-rouge. Les hémorrhagies provenant des grands vaisseaux produisent plus d'hémoglobine ; les hémorrhagies capillaires, au contraire, donnent plus de méthéuroglobine. Heller propose d'expliquer cette différence par ce fait que dans les hémorrhagies qui proviennent des capillaires dans les maladies du rein, le sang s'écoulant plus lentement se mélange plus intimement à la masse de l'urine et se trouvera tenu plus longtemps à la température normale du corps. La température, la présence de l'acide carbonique et l'absence d'oxygène sont des facteurs favorables à la conversion de l'hémoglobine en méthémoglobine.

RECHERCHE DES MATIÈRES COLORANTES DU SANG

1° **Réaction de Mahomed,** *pour la recherche de petites quantités d'hémoglobine en l'absence d'albumine.* — Le Dr Mahomed a indiqué le procédé suivant : on plonge dans l'urine l'extrémité fine d'une petite bande de papier buvard blanc, et on la porte sur la flamme d'une lampe à alcool, ce moyen permet de concentrer par évaporation la solution diluée du corps cristallin ; on laisse couler deux gouttes de teinture de gayac sur le papier, et après environ une minute d'attente, on évapore de nouveau sur la flamme à alcool ; enfin on fait tomber une seule goutte d'éther ozonisé (2) au centre de la tache de gayac. Si l'hémoglobine est présente, il apparaît une coloration bleue. Il se passerait pour obtenir cette réaction environ un quart d'heure, surtout si elle a été faible ; alors même qu'elle s'est montrée, c'est sans être fixe ; enfin on peut la trouver pendant quelques heures et la voir disparaître complètement au bout d'un jour ou deux.

L'avantage de cette réaction consiste en ce que les médecins peuvent avec un petit morceau de papier pris dans leur carnet de poche,

(1) « *Transactions of the Royal medico-chirurgical Society of London* » vol. lvü, 1894, p. 196.

(2) L'éther ozonisé a été obtenu à Philadelphie par L. Wolff, pharmacien, au coin nord de douz'ème rue et de la rue Chesnut. Pour cet emploi, la teinture de gayac doit avoir été préparée récemment.

examiner l'urine lors de leurs visites en y plongeant le papier, laissant sécher et terminant l'essai à la maison.

MODIFICATION DU Dr STEVENSON A L'ESSAI DU Dr MAHOMED. — Dans le but de rendre cette réaction plus brillante l'auteur recommande de procéder ainsi qu'il suit : à une goutte ou deux d'urine versée dans un tube à essai ajouter une goutte de teinture de gaiac et quelques gouttes d'éther ozonisé : agiter et laisser évaporer l'éther qui s'est séparé autres liquides en formant une couche à leur surface. Si l'hémoglobine existe, l'éther entraine la matière colorante bleue qui s'est produite, laissant l'urine incolore au-dessous. Dans cette méthode, le papier buvard, qui est fréquemment une cause d'erreur, n'est pas employé.

Observations. — La salive, le mucus nasal, et les sels iodés (qu'éliminent les malades prenant de l'iodure de potassium) donnent également une coloration bleue avec la teinture de gayac, toutefois avant comme après l'addition d'éther ozonisé.

Applications cliniques. — Cet essai, selon le docteur Mahomed, permet de retrouver des traces infinitésimales d'hémoglobine dans des urines qui, à l'œil nu, au microscope ou au spectroscope, ou par la recherche de l'albumine au moyen de l'acide nitrique, n'avaient présentés aucuns caractères anormaux. En réalité, cette méthode permet de découvrir la présence de l'albumine à l'état de traces aussi faibles que possible, et c'est dans les états préalbuminuriques de la scarlatine, ou postérieurement lorsqu'elle disparaît, et lorsqu'il se produit un fort état de sécrétion vasculaire qu'elle rend des services. Elle donne également des indications dans l'albuminurie chronique, lorsque des traces insensibles d'albumine existent seulement. On peut à son aide prévoir l'apparition de l'albumine, tandis qu'elle n'offre plus de réaction quand l'albumine devient abondante, et enfin elle donne de nouveaux signes lorsque l'albuminurie diminue ou est sur le point de disparaître. L'application la plus utile de cette réaction, si les vues du docteur Mohamed se trouvent confirmées, se rapporte à la période préalbuminurique de la scarlatine, parce qu'elle fournit sur l'état du rein un renseignement capable de montrer l'inflammation existant dans l'organe, alors qu'une vigoureuse purgation ou une sueur abondante peuvent détourner des accidents sérieux. En cas d'albuminurie produite par une fièvre intense et due à de la congestion veineuse, comme dans la fièvre typhoïde, la pneumonie, et quelquefois dans la période fébrile de la scarlatine, lorsque la fièvre est intense et l'albuminurie seulement très faible, la réaction indiquant la transudation de l'hémoglobine ne peut être obtenue.

2° Le fait de l'*hémoglobinurie* se distingue de celui de l'*hématurie* et est déterminé par l'absence des globules du sang et la présence d'une plus petite quantité d'albumine provenant de la décomposition de l'hémoglobine. Lorsqu'une solution d'hémoglobine est chauffée dans un tube à essai, il s'en sépare les substances albuminoïdes, hématine et méthémoglobine, coagulées, qui s'élèvent à la surface. La première est précipitée, non comme se coagule la séro-albumine en flocons s'agglomérant rapidement et formant un abondant précipité mamelonné, mais sous forme d'un petit coagulum brun et cohérent qui flotte à la surface du liquide. La coloration peut être éliminée en lavant le coagulum et le faisant bouillir avec de l'alcool additionné d'acide sulfurique, le liquide devient teinté en rouge ou brun-rouge et donne le spectre de l'hématurie. De plus, la couleur d'une telle urine, bien que rouge foncé en masse, est jaune et plus transparente sous de petites épaisseurs que celle de l'urine contenant des globules du sang, son poids spécifique est aussi moins élevé qu'avec du sang, et les dépôts et sédiments sont moins abondants.

On ne doit pas conclure que, parce que les globules du sang sont absents d'un échantillon donné d'urine contenant de l'hémoglobine, qu'ils n'y ont jamais été présents ; ils sont, en effet, parfois rapidement dissous, spécialement dans l'urine alcaline. Dans de tels cas, nous devons compter sur un total d'albumine plus faible et précisément considéré comme caractéristique d'une simple hémoglobinurie, et sur un précipité également moins abondant. L'urine contenant des hématies dissous devient plus rapidement alcaline que l'urine à hémoglobine dont la réaction est acide. Il peut aussi exister une transudation du sérum en même temps que de l'hémoglobinurie se produit, il serait possible de distinguer entre les deux cas.

3° *La réaction de Heller pour l'hématine* a lieu ainsi qu'il suit : On précipite les phosphates terreux de l'urine dans un tube à essai au moyen de la potasse caustique et à l'aide d'une faible chaleur au-dessus de la flamme. Les phosphates terreux entraînent avec eux, lorsqu'ils se précipitent, les matières colorantes du sang et apparaissent alors, non pas blancs comme l'urine normale, mais *rouge-sang*. Lorsque la quantité de matière colorante sanguine dans l'urine est très petite, les phosphates terreux ont l'aspect dichroïque. Si l'urine est déjà alcaline et qu'il n'apparaisse pas de précipité de phosphates terreux par addition de liqueur de potasse et par l'action de la chaleur, on peut artificiellement produire un précipité par addition d'une ou deux gouttes de magnésie fluide qui, conjointement à l'application de la chaleur, peut entraîner les matières colorantes, d'où possibilité de la recherche.

PRÉPARATION DE L'HÉMINE CRISTALLISÉE. — Si l'on a séparé par filtration le précipité de phosphates terreux et qu'on le place sur un verre-objectif, en le chauffant avec précaution jusqu'à dessication des phosphates, on peut alors produire l'hémine cristallisée de Teichmann. Dans ce but on dépose avec la pointe d'un couteau un petit grain de sel commun sur l'hématine sèche et les phosphates terreux, et on l'y mélange absolument. On enlève l'excès de sel s'il y a lieu, et on couvre le mélange avec une capsule de verre et après avoir eu soin d'interposer un cheveu entre les deux, on fait passer au-dessous une goutte ou deux d'acide acétique cristallisable. On chauffe le mélange avec soin jusqu'à ce que des bulles commencent à apparaître. Après refroidissement on peut voir les cristaux d'hémine à l'aide du microscope ; les cristaux quoique souvent très petits et incomplétement cristallisés sont facilement reconnaissables à un grossisement de trois cents diamètres. Chimiquement parlant, ils sont formés de chlorhydrate d'hématine.

Observations. — Avoir soin, cependant, de n'appliquer qu'une très faible chaleur lors de la précipitation des phosphates terreux par la solution potassique, et de filtrer rapidement, sans quoi l'hématine serait décomposée.

Il arrive parfois, aussi, que des bulles d'air se développent sous la capsule de verre, après addition d'acide acétique avant que la chaleur n'ait été appliquée. Elles sont dues à de l'acide carbonique. Il n'y a pas lieu de s'en occuper, et le mélange doit être chauffé jusqu'à formation des bulles qui indiquent le point d'ébullition de l'acide acétique.

Nota. — L'hémoglobinurie, qui est le passage direct dans l'urine et provenant du sang des matières colorantes non accompagnés d'aucun élément histologique, se rencontre dans certaines maladies générales, comme le scorbut, la rougeole, la scarlatine, l'empoisonnement chronique de la malaria, etc. L'hématurie ou urine sanguinolente résulte également des maladies précitées et aussi de nombreuses autres causes qui ne demandent pas une mention spéciale.

On rencontre parfois l'*uromélanine* dans l'urine des personnes ayant un cancer mélanique ou un sarcôme. Ce corps se dépose dans l'urine sous forme de particules granulées, qui sont solubles dans la potasse liquide, et dont la solution est décolorée par le passage d'un courant de chlore. On différencie la mélanine du charbon par sa solubilité dans la potasse, tandis que ce dernier n'est point attaqué.

B. UROÉRYTHRINE

Heller attribue la couleur « spéciale » *jaune rouge foncée* des urines fébriles à la présence d'une substance qu'il nomme uroérythrine, et qu'il considère comme l'une des matières colorantes normales. Sur ce corps on a dit tout ce qu'on est autorisé en avouant qu'il contient du fer. C'est à lui qu'il attribue la couleur rouge qui caractérise souvent les dépots d'urates dits « briquetés » ; si dans ces cas l'urine surnageant est traitée par une solution d'acétate neutre de plomb, le précipité présente une couleur « rose-rouge » ou « rose clair » qui serait dû à la même substance. C'est probablement une modification de l'urohématine, spécialement formée dans les maladies où une dyscrasie sanguine est évidente, comme dans la fièvre commune, dans les cond tions de septicémie, etc., on peut admettre qu'elle correspond à l'urohématine de Harley qui résulte de la destruction des globules rouges, bien que l'on considère que l'urohématine de Harley doit être regardée comme un principe normal de l'urine qui peut être augmenté anormalement, tandis que l'uroérythrine, bien que simple modification de l'hématine, ne doit pas être considérée comme identique avec elle.

Neubauer comprend l'uroérythrine parmi les matières colorantes normales de l'urine, tandis qu'Hoffmann et Ultzmann, suivant la manière de penser de Heller, la traitent de produit anormal.

Recherche. — Il a été reconnu que l'uroérythrine faisait partie de la matière colorante « œillet » des sédiments supérieurs de l'urine ou des dépôts obtenus par précipitation avec l'acétate de plomb. Il ne faut pas trop ajouter d'acétate de plomb, parceque l'on augmenterait ainsi trop le volume du dépôt, et que l'on rendrait la matière colorante moins distincte en la disséminant dans une quantité exagérée de dépôt. Si l'urine contenait de l'hématine ou de la matière colorante du sang, il faudrait au préalable l'éliminer.

Observations. — 1° L'écume d'une urine fortement chargée d'uroérythrine peut paraître jaune, comme si elle contenait des pigments biliaires, mais le précipité formé par l'acétate de plomb dans des urines de ce dernier genre est aussi jaune et non œillet comme s'il provenait de l'uroérythrine.

2° Les phosphates terreux qui sont séparés et précipités de l'urine sous l'influence de la chaleur et de la potasse caustique, sont tous « gris-sale » lorsque l'urine contient de l'uroérythrine ; tandis qu'avec l'urine contenant de l'hœmatine ils sont rouge-sang ou dichroïques. L'absence de l'albumine dans l'urine, la coloration grise des phosphates terreux, et le précipité rouge avec les solutions plombiques, servent de points différentiels pour le diagnostic entre l'uroérythrine et les matières colorantes du sang.

Signification clinique. — On a trouvé l'uroérythrine dans l'urine dans toutes les affections fébriles, même les affections très faibles ; de même aussi, dit-on, dans la pyohémie, les maladies de foie, et les coliques hépatiques. D'après Heller, toute urine qui contient de l'uroérythrine est une urine anormale.

C. MATIÈRES COLORANTES VÉGÉTALES

La matière colorante des plantes, et plus spécialement l'acide chrysophanique, se rencontrant dans la rhubarbe et le séné, contribuent à donner à une urine alcaline une coloration rouge-jaune ou même rouge-foncée. On peut reconnaître ce fait à ce que toute urine ainsi anormalement colorée devient jaune avec un acide, tandis que l'addition d'ammoniaque restitue au mélange la couleur rouge.

Observations. — Une telle urine précipitée par la potasse à chaud donne une réaction que l'on peut confondre avec celle des matières colorantes du sang. Mais l'absence d'albumine dans cette urine, la production d'une teinte rouge par addition d'ammoniaque en excès, servent à distinguer les matières colorantes végétales de la matière colorante du sang, comme aussi de l'uroérythrine.

De nombreuses autres matières végétales peuvent modifier la couleur de l'urine, et parmi elles la santonine se fait remarquer par la couleur jaune d'or qu'elle produit dans l'urine, et dont les taches sur le linge ressemblent de très près à celles produites par les matières colorantes biliaires. Le Dr W. G. Smith, dans le « Dublin Quartely Journal of medical Science », a étudié le sujet et a trouvé que l'addition d'un alcali occasionne le développement d'une *belle couleur rose-chair ou saumon dans l'urine* quand il y a présence de santonine ; mais toutefois il a fait remarquer que la dite réaction se produisait d'une manière générale avec les matières colorantes végétales, ainsi qu'il a été dit plus haut. La garance, l'indigo, la gomme-gutte, la rhubarbe, le bois de campêche, les carottes, les airelles (myrtilles), etc., donnent à l'urine une couleur plus ou moins spéciale.

Lorsque l'acide salicylique est administré à doses suffisantes, il rend l'urine de couleur « foncée », et cette urine donne une couleur bleu par addition de quelques gouttes d'une solution de chlorure ferriqué.

L'acide phénique introduit dans l'organisme en qnantité suffisante rend l'urine trouble et lui donne une coloration noire.

D. MATIÈRES COLORANTES BILIAIRES

RECHERCHE DE LA BILE DANS L'URINE

Les principales matières colorantes biliaires sont : la *Bilirubine* ($C^{16} H^{18} Na^2 O^3$), la *Biliverdine* ($C^{16} H^{20} Na^2 O^5$), et la *Bilifuschine* ($C^{16} H^{22} Na^2 O^6$) : les deux dernières dérivant par oxydation de la première. La dernière, c'est-à-dire la bilifuschine, se rencontre comme les autres dans la bile des herbivores et peut être séparée des calculs biliaires humains. Aucune de ces matières ne donne de spectre sans action préalable des réactifs. Nous avons vu que l'urobiline, qui est la matière colorante normale de l'urine, est de la bilirubine altérée par élimination, dans le petit intestin, d'une certaine quantité d'eau et d'hydrogène, ainsi qu'il résulte de l'étude spectrale, comme il a été dit page   . Des intestins, elle passe par absorption dans le sang, et est éliminée par les reins comme matière colorante normale de l'urine. Lorsque l'urine contient de la bile en abondance, le guide présente une coloration jaune, qui se manifeste plus spécialement dans l'écume ou les bulles que l'on obtient par agitation, et qui est suffisante pour déceler le produit. Enfin, si l'on filtre cette urine sur du papier spécial ou sur de l'étoffe, ces matières conservent d'une façon permanente la couleur jaune du produit liquide.

Toutefois, une preuve positive de la présence des matières colorantes de la bile dans l'urine n'est fournie que par les réactions de Gmelin ou de Heller sur les matières colorantes inaltérées.

La *réaction de Gmelin avec l'acide nitrique* s'opère de deux manières :

Premièrement : Un certain volume d'urine est versé dans un tube à essai et l'on ajoute une petite quantité d'acide nitrique fumant (acide nitreux du commerce) en le faisant glisser au fond du tube à essai au-dessous de l'urine, ainsi que Heller l'indique pour sa réaction de l'albumine. S'il existe des matières colorantes biliaires présentes, au point de jonction de l'urine et de l'acide, l'on aperçoit se succéder une modification de couleurs qui, pour être typique, doit être *verte, bleue, violet-rouge* et *jaune* ou encore jaune-verte ; et cela dans l'ordre précédemment nommé. Quelquefois, toutefois, une ou plusieurs des couleurs précipitées manquent. La verte est la plus constante, et cette *couleur verte du début de la réaction est indispensable* pour prouver la présence de la bile ; mais le violet, se changeant en rouge et en jaune, se rencontre aussi d'une façon constante. Les autres couleurs peuvent être produites par d'autres matières colorantes, spécialement par l'indican.

Deuxièmement : On obtient également une réaction satisfaisante en plaçant quelques gouttes d'urine sur une plaque de porcelaine, et déposant à côté quelques gouttes d'acide nitrique fumant dont on détermine le contact graduellement avec l'urine. Il se produit la même variété de couleurs.

Réaction de Fleischl. (1) — C'est une modification au procédé de Gmelin et qui est encore plus sensible. Au lieu de prendre de l'acide nitrique impur et former avec l'urine une ligne de séparation dans un récipient, l'on mêle entièrement l'urine avec l'acide, ou, encore mieux, avec une solution concentrée de nitrite de soude, et l'on ajoute alors tout doucement de l'acide sulfurique concentré pour former deux couches séparées dans le récipient.

Il se produit à la jonction de l'urine et de l'acide sulfurique une zone colorée, dont la teinte verte a lieu tout d'abord au-dessus de l'acide, mais s'élève et fait place à du bleu, du violet-bleu et du jaune. L'avantage de cette modification du procédé Gmelin est que le pigment ne s'oxyde pas aussi rapidement et qu'ainsi la couleur n'étant point altérée peut se conserver une demi heure, une heure au plus.

Réaction de Heller pour le pigment biliaire.— Verser dans un tube à réaction environ 6 c. c. d'acide chlorhydrique pur et ajouter, goutte à goutte, juste une quantité d'urine suffisante pour lui communiquer une teinte appréciable. On mélange les deux liquides et l'on fait couler au-dessous de l'acide nitrique. Il apparaît alors au point de contact du mélange avec l'acide nitrique un anneau coloré. Si l'acide que surnage le mélange est maintenant agité avec une baguette de verre, la bande des couleurs qui s'étaient superposées les unes sur les autres apparaît modifiée en une couleur mixte qui remplit tout le mélange et peut être étudiée à la lumière transmise. Heller dit ensuite, que si l'acide chlorhydrique ajouté à l'urine bilieuse devient *rouge-jaune*, la matière colorante est de la bilirubine ; en sens contraire, si la coloration est *verte*, c'est de la *biliverdine*.

Si la quantité de matière colorante est très petite, il faut agiter une masse importante d'urine avec du chloroforme qui se sépare facilement et se groupe sous forme de grasses gouttes au fond du récipient. On recueille alors au moyen d'une pipette le chloroforme coloré en jaune, on le lave à l'eau distillée et on le fait couler dans un verre à pied contenant de l'acide chlorhydrique. Les gouttes jaunes de chloroforme tombent au fond du vase. Si, maintenant on agite rapidement le

(1) *Boston Med. and Sug. Journal. Jan.* 13, 1876 from. *Centralblatt für die Medicinische Wisenchaften*, 1875. N° 35.

verre et qu'on ajoute de l'acide nitrique, il se produit dans le chloroforme une modification de coloration facilement perceptible. En raison de l'action lente de l'acide nitrique sur les matières colorantes dissoutes dans l'urine, et conséquemment la modification lente de ces couleurs, cette méthode est particulièrement propre pour la démonstration.

Observations. — 1° Pour aucun de ces essais, il ne faut employer de l'urine trop foncée : Les urines très colorées doivent toujours être diluées avec de l'eau.

2° Si l'albumine était présente, il se formerait, au point de contact de l'urine et de l'acide, un anneau opaque qui, étant imprégné des matières colorantes biliaires, offrirait une coloration verte ; l'essai n'en est donc point troublé.

3° Les urines *riches en indican* sont quelquefois trompeuses et peuvent toutefois, dit-on, donner au point de contact une couche bleue d'indigo, qui, par mélange avec l'urine colorée en jaune, doivent à la lumière réfléchie paraître verte. Dans ces cas douteux, il faut employer le procédé modifié ou emploi de chloroforme ; ou précipiter l'urine par une solution d'acétate de plomb, filtrer, et examiner le filtratum au point de vue de la présence de l'indican.

4° Les phosphates terreux, précipités d'une urine bilieuse, par les liqueurs potassiques ou la chaleur, présentent une coloration brune.

Réaction d'Ultzmann. — A 10 c.c. d'urine, ajouter 3 ou 4 c c. d'une solution de potasse caustique (1 partie de potasse pour 3 parties d'eau), agiter et introduire un excès d'acide chlorhydrique pur. Le mélange offre une belle couleur vert-émeraude.

Réaction de Marechalt. — Sur un échantillon d'urine mis dans un tube à essai, verser avec précaution quelques gouttes de teinture d'iode. S'il y a présence de pigments biliaires, il se développe au point de contact des deux liquides une coloration verte qui peut persister pendant longtemps, même vingt-quatre heures. On dit que cet essai exclut la possibilité d'une confusion avec l'indican.

ESSAI PAR LA DÉCOMPOSITION DES MATIÈRES COLORANTES BILIAIRES. — Pour les urines qui ne donnent aucune réaction relativement aux pigments biliaires avec les procédés de Gmlin et de Heller, Hoffmann et Ultzmann recommandent la méthode suivante :

On plonge dans l'urine suspecte un morceau de linge blanc ou de papier à filtrer, et on l'expose à la dessication jusqu'à ce qu'il prenne une teinte brune. Une confirmation ultérieure de la présence des matières colorantes biliaires décomposées doit être cherchée dans une densité faible du liquide et dans la réaction noire de l'urophéine (1). Si de plus l'on traite l'urine par la potasse caustique à chaud, il se produit une coloration noire et le précipité de phosphates terreux qui se forme simultanément est brun.

(1) Nous devons rappeler que cette réaction noire de l'urophéine se produit aussi avec le sucre et les matières colorante. du sang. Ces causes d'erreur doivent donc être éliminées.

Les pigments biliaires jouissent de la propriété d'adhérer aux précipités d'une façon beaucoup plus tenace que les autres pigments, et parfois même ils ne peuvent plus être retrouvés dans l'urine tandis qu'ils peuvent l'être dans un précipité. Dans ce cas, le Dr J. F. Tarchanoff (Centrablatt fur die medicinischen Wissenchaffen. 1875, no 6) recommande, dans le but de séparer d'une façon certaine les pigments biliaires avec les précipités urinaires, de précipiter l'urine avec un lait de chaux, de séparer l'excès de chaux par un courant de gaz acide carbonique, de laisser reposer pendant quelques heures, de filtrer et de laver le précipité avec de l'eau. Les pigments biliaires sont contenus dans le précipité tandis que l'indican, l'hémoglobine et la méthémoglobine restent dans le filtratum. Le précipité est ensuite dissous dans l'acide acétique et essayé d'après le procédé de Gmelin.

En outre de l'urobiline, la matière colorante normale de l'urine, dérivant directement par oxydation de la bilirubine la matière colorante normale de la bile humaine fraîche, cette dernière substance et d'autres matières colorantes en dérivant aussi se rencontrent dans l'urine lorsque pour une cause quelconque la bile est réabsorbée. Nous ne pouvons pas entreprendre ici de décrire la séparation de ces matières les unes des autres, et les réactions données précédemment se rapportent à la bilirubine en même temps qu'a l'ensemble de ses dérivés quels qu'ils soient.

Cependant je ne crois pas qu'aucun de ces produits, à l'exception de l'urobiline, ait été reconnu dans l'urine à l'état de matière colorante distincte, à moins que l'on ne compte celle découverte par Stokvis — et qui n'a pas encore, à ma connaissance, été dénommée — comme un élément secondaire, se produisant dans plusieurs cas, de l'oxydation des matières colorantes biliaires, et donnant la réaction de Gmelin. Mac Munn déclare avoir trouvé cette même substance dans l'urine, à l'aide du spectroscope, dans certains cas de fièvre rhumatismale, de grossesse, d'anévrisme, de cirrhose du foie, et de cancer du pylore. Elle est indiquée par une bande d'absorption qui se trouve dans le rouge juste à côté de la bande de l'urobiline.

Pour la rechercher, il faut précipiter le liquide par l'acétate de plomb, éliminer l'excès de plomb par l'acide oxalique, concentrer le filtratum et le faire bouillir avec des alcalis et un agent réducteur. S'il ne se produit aucune réduction, et si les autres procédés de recherche des matières colorantes biliaires n'ont donné que des résultats négatifs, l'on doit conclure à son absence.

XII. Acides biliaires.

A la lecture de la presque totalité des ouvrages de physiologie, et aussi des nombreux manuels de l'analyse des urines, l'étudiant est conduit à supposer que la recherche des acides de la bile, s'ils sont présents dans l'urine, au moyen de la réaction dite de Pettenkofer, est une chose des plus aisées à exécuter. Il n'en est pas du tout ainsi pour-

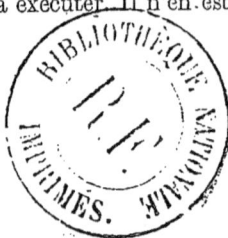

BIBLIOTHÈQUE NATIONALE IMPRIMÉS

tant, et *en réalité cette recherche par l'application directe des moyens indiqués par Pettenkofer, ou par tous autres réactifs, est pratiquement impossible, à moins que les acides biliaires ne soient présents en grande quantité.*

Il en est de même des modifications au procédé de Pettenkofer, qui ont été récemment annoncées comme cliniquement utilisables ; elles n'ont rien donné entre mes mains, même lorsque les éléments de la bile avaient été ajoutés à l'urine, excepté cependant quand de l'extrait de bile de bœuf était employé. On trouvera les résultats de recherches complètes sur ce sujet, au point de vue de l'emploi pratique, dans la lecture des notes cliniques que j'ai publiées dans le *Philadelphia medical Times,* de juillet 1893 : « Un cas de jaunisse, avec remarques sur l'emploi pratique du procédé de Pettenkofer », auquel je renvoie le lecteur. Dans ces expériences, la méthode la plus simple de recherche des acides biliaires que j'ai trouvée a été la suivante :

On évapore de 180 à 240 c.c. d'urine suspecte à siccité sur un bain-marie ; le résidu ainsi obtenu est traité par un excès d'alcool absolu, filtré, et le filtratum traité par un excès d'éther (12 à 14 fois son volume), qui précipite les acides biliaires s'ils étaient présents. On sépare les dits acides biliaires par filtration et on les redissout dans l'eau distillée. On décolore cette solution en la passant sur du noir animal, et le liquide en résultant, et non coloré, est essayé au moyen de la réaction de Pettenkofer, ainsi qu'il suit : A environ 4 c.c. de ce liquide déposé dans un tube à essai ou dans une capsule de porcelaine, on ajoute une seule goutte d'une solution à 20 pour 100 de sucre de canne (le sirop simple de la Pharmacopée est quelquefois trop concentré). On ajoute alors goutte à goutte de l'acide sulfurique, en ayant soin de tenir dans un vase d'eau froide le tube à essai où s'opère la réaction, de façon à éviter une trop haute température, laquelle ne doit pas dépasser de 50° à 70° C. Lorsque la quantité d'acide sulfurique ajouté approche d'un volume égal à celui du liquide essayé, il doit se développer une belle couleur rose-chair ou violet-pourpre. Si l'on obtenait ainsi une couleur jaune, elle serait dûe à l'action de l'acide sulfurique sur le sucre, et la couleur rose-chair pourrait échapper à la vue. On évite la carbonisation du sucre par le refroidissement, en n'excédant pas le degré de température sus-mentionné.

Cette méthode demande en réalité un temps plus long que celui dont peut disposer un praticien pour l'examen clinique, mais nous n'en connaissons aucune plus simple et, en réalité, il est extrêmement rare qu'on ait à l'employer, car, en dehors de la présence simultanée des acides biliaires avec les matières colorantes de même provenance, leur présence dans l'urine est peu fréquente et les circonstances où on les rencontre sont bien déterminées. Il n'est pas certain, comme on l'avait autrefois supposé, qu'on les rencontre toujours dans l'urine dans les cas de jaunisse par obstruction et, conséquemment, par *résorbption* biliaire (jaunisse hépatique), et ils en sont absents dans les cas de jaunisse par dissolution du sang (jaunisse hématique) ; sans quoi la détermination de leur présence aurait une valeur réelle pour le diagnostic. Les seules circonstances dans lesquelles leur présence dans l'urine ne peut être mise en doute sont les maladies avec désorganisation rapide du foie, comme l'atrophie jaune aiguë et l'empoisonnement par le phosphore. D'un autre côté, il a été dit que des traces d'acides biliaires existaient dans l'urine normale. Dragendorff en ayant trouvé de 0 gr. 70 à 0 gr. 80 pour 100 litres (1). Les acides biliaires possèdent un spectre que Mac Munn a étudié à fond, et qui consiste en une bande en dehors de la raie D, et une bande en E.

Réaction du docteur Oliver, pour les acides biliaires au moyen de la peptone fraîche. — Cette réaction est fondée sur le fait physiologique que les produits de la digestion gastrique, peptone et parapeptone qui s'échappent de l'estomac en solution acide, aussitôt qu'ils sont parvenus en contact avec la bile, sont précipités en une masse ténue recouvrant entièrement la membrane muqueuse du duodénum. Ainsi donc, l'urine albumineuse, ou l'urine chargée de peptone, est précipitée par les solutions d'acides biliaires ou de leur dérivé, le cholate de soude. De telle sorte, l'urine albumineuse acidifiée devient un réactif pour les acides biliaires ; mais en acidulant par un produit antiseptique une solution de peptone, on obtient un réactif beaucoup plus sensible et plus délicat.

C'est ainsi que le Dr Oliver prépare la solution suivante :

Peptone pulvérisée (Savary et Moore).	0 gr.	193
Acide salicylique.................	0	259
Acide acétique..................	1	848
Eau distillée, q. s. pour compléter =	100 c. c.	

On assure la parfaite transparence du liquide au moyen de filtrations répétées.

EMPLOI. — L'urine doit être parfaitement claire, et, s'il est nécessaire, on la clarifie par filttation, si elle contient du sang, on la fait bouillir et on la filtre. Si elle est alcaline, on lui restitue son acidité normale. Finalement, on abaisse sa densité au chiffre de 1008. On fait alors tomber environ 1 c. c. 5 de ce liquide dans 3 c. c. 5 de la solution réactif, et si la proportion des acides biliaires est normale ou inférieure à la normale, il ne se produit aucune réaction immédiatement, mais à la longue, toutefois, le liquide devient lactescent. Si, au contraire, il y a présence d'acides biliaires en excès, le trouble lactescent apparaît de suite, atteignant sa plus grande intensité dans l'espace d'une ou deux

(1) Le docteur Oliver affirme également la présence des acides biliaires dans l'urine normals, et il base cette assertion sur ses récentes recherches au moyen de la *peptone*, que nous allons étudier au chapitre suivant.

minutes, et le degré d'opacité ainsi développé, étant directement proportionnel à la quantité des dérivés biliaires présents.

Par l'agitation, l'opalescence diminue et, finalement peut arriver à disparaître, mais ou la fait réapparaître par addition d'un excès de liquide réactif. Le précipité diffère de tous les autres précipités urinaires obtenus par ces réactifs acides, en ce sens qu'ils se redissout par addition d'une ou deux gouttes d'acide nitrique ou lorsqu'on lui ajoute un papier réactif à base d'acide citrique. L'ébullition l'atténue également mais sans la faire disparaître, et l'opacité ainsi obtenue n'est atténuée par aucun degré d'application de la chaleur, comme elle a lieu pour les urates. Enfin, en cas de faibles doses d'acides biliaires, comme aussi en cas d'un excès d'acidité, la réaction est trouble ; il en est de même lorsque l'urine contient un excès de matières protéiques ou même de sels. De ces faits, il résulte que, pour assurer en toutes proportions la formule du docteur Oliver, il faut opérer sur une urine diluée n'offrant pas un poids spécifique supérieur à 1008. On se garantit ainsi de la précipitation des sels uratiques et les causes d'erreur restant sont négligeables. Cette même atténuation du poids spécifique de l'urine obéie encore à une autre cause d'erreur, dans certaines urines concentrées, les acides biliaires, quoique en excès, sont souvent dissimulés, bien que le poids spécifique soit faible, et l'on obtient alors une réaction analogue à celle des urines normales, mais alors ces urines pourraient certainement contenir une quantité de sels biliaires supérieure à la normale.

L'essai à employer le plus couramment consiste en la méthode du contact, c'est-à-dire à recouvrir de la solution réactif l'urine ramenée à la densité de 108. S'il y a présence d'acides biliaires en quantité normale ou moindre, il ne se produit immédiatement aucune réaction, mais, dans l'espace d'une minute, une légère ligne, semblable à un fil délié, apparaît et augmente peu à peu d'intensité. S'il y a augmentation anormale des acides biliaires, une réaction immédiate a lieu.

Cet essai, selon le docteur Oliver, est si sensible que l'on peut facilement déceler une partie d'acides biliaires dans 18,000 à 20,000 parties d'une solution de chlorure de sodium. D'autre part, il n'y a jusqu'ici été rencontré aucun autre principe de l'urine capable de donner une semblable réaction, et bien qu'il soit certain qu'une solution concentrée de chlorure de sodium puisse précipiter les proténies en présence d'un acide, il a été reconnu expérimentalement qu'une solution de peptone déposée sur une solution saline d'une densité de 1050 ne donnait lieu à aucun précipité. Il s'en suit donc qu'aucune cause d'erreur ne peut exister par l'urine. On doit toutefois éliminer la mucine à titre de cause d'erreur, parce que cette substance, en solution acide, n'est pas précipitée par un excès d'acide. Il est, en effet, probable que le degré d'acidité de l'urine ne peut occasionner aucun trouble et qu'en augmentant même le degré d'acidité en présence de la mucine, s'il y a réaction, celle-ci doit être attribuée aux acides biliaires.

Recherche docimasique. — Le dosage des acides biliaires est basé sur l'appréciation d'opacité d'un étalon comparé à parties égales de réactif et d'urine normale diluée jusqu'au poids spécifique de 100 gr.

A 3 c.c. 6 de réactif on ajoute de l'urine suspecte ramenée à la densité de 100 gr. dans la proportion de 0 c.c. 60 à 1 c.c. 20 en une seule fois, et l'on attend une minute après le mélange, puis l'on ajoute égale quantité d'autre urine et ainsi de suite, jusqu'à ce que le trouble obtenu équivale exactement à l'opacité du liquide-étalon, en ayant soin de tenir le tube à réaction entre la lumière et un fond noir tel qu'une manche d'habit. S'il a fallu 3 c c. ou 3 c.c. 60 d'urine pour égaler l'intensité d'opacité du liquide-étalon, la proportion d'acides biliaires y contenue ne doit pas être considérée comme excédant la normale. Une plus petite quantité indiquerait un excès ; une plus petite encore accuserait la présence d'une très grande quantité de sels biliaires.

Le Dr Oliver a construit une table indiquant le pourcentage d'augmentations du produit recherché d'après le nombre de gouttes employées :

2 gouttes	=	6.000
4 —	=	3.000
6 —	=	2.000
8 —	=	1.500
10 —	=	1.200
20 —	=	600
30 —	=	400
40 —	=	300
50 —	=	240
60 —	=	100
70 —	=	83
80 —	=	66
90 —	=	50

Une augmentation dépassant 0,700 pour 100 de la normale a rarement été remarquée, bien que le Dr Oliver mentionne que dans un cas d'urine non-ictérique il ait trouvé une augmentation de 1,500 pour 100 ; cette urine donnait d'ailleurs une magnifique réaction avec le réactif de Pettenkofer.

Papier réactif à base de Peptone. — Le Dr Oliver a sur ces bases préparé un papier réactif à la peptone qu'il considère comme stable et pratique, le meilleur mode d'emploi étant le suivant : on glisse un papier-peptone avec la moitié d'un papier à acide citrique dans un tube à essai ou un verre de vin et l'on mouille avec 3 c.c. 6 d'eau. Au bout d'une minute l'on agite ; la solution ainsi préparée est claire et l'on attend encore une autre minute de contact avant de l'employer. On prend cette solution avec une pipette et on la laisse très doucement couler sur l'urine claire. S'il y a dans celle-ci présence de pigments biliaires en quantité supérieure à la normale, il se produit immédiatement une réaction sous forme d'une ligne ou d'une bande blanche perlée. Dans une urine ne contenant pas un excès de ces acides biliaires, il se produisait au bout d'une ou deux minutes seulement, une faible zone blanchâtre.

XIII. Leucine (C^6 H^{13} Az O^2) et Tyrosine (C^9 H^{11} Az O^3)

La leucine et la tyrosine, produits de métamorphose rétrograde des substances azotées ont été trouvées à l'état physiologique dans certaines sécrétions fétides telles que celles des aisselles et entre les orteils mais elles peuvent de même être produites par toutes les glandes, comme le foie, le pancréas, la rate dans certains états pathologiques dont l'étiologie est encore obscure. On les rencontre dans l'urine, principalement dans les maladies produisant une destruction rapide du foie, comme l'atrophie jaune aigüe ou l'empoisonnement par le phosphore, mais quelquefois dans le typhus et la petite vérole. Leur présence concorde toujours avec celle des acides biliaires de de l'albumine. Quand ils sont abondants, comme c'est généralement le cas dans l'urine, ils se trouvent dans le sédiment, le premier sous forme de sphères à centre marqué, groupées en masses mamelonnées ; les autres sous forme d'aiguilles.

Schultzen (1) a reconnu que chez les animaux intoxiqués par le phosphore « l'urée disparaissait de l'urine et était remplacée par la leucine et la tyrosine qui à l'état de santé sont converties en urée par l'organisme ». Une semblable substitution a lieu dans les cas d'atrophie aigüe du foie, et l'urée retenue détermine des attaques convulsives qui peuvent en certains cas occasionner la mort.

Recherche. — Si les cristaux, que nous préciserons d'une façon plus spéciale en traitant des sédiments, n'ont pas été constatés déposés d'eux mêmes dans les sédiments spontanés comme cela a lieu généralement, l'évaporation d'une petite quantité d'urine amène habituellement et facilement leur découverte.

Si encore leur quantité n'est pas suffisante pour être ainsi démontré la méthode de Frerichs permet de les séparer de l'urine. Dans ce but, on précipite une grande quantité du liquide par l'acétate basique de plomb, on filtre, on enlève au filtratum l'excès de plomb par l'hydrogène sulfuré, et l'on évapore au bain-marie le liquide clair jusqu'à un volume

---

(1) *Boston Medical and Surgical Journal,* pely 23, 1884, from *Zeitscrif für Biologie* ün and, *Berliner Klin Wochenschrift,* 124, 1872, p. 417.

très réduit. Dans l'espace de 2 heures la tyrosine est trouvée cristallisée sous forme d'aiguilles, tandis que la leucine ne peut être ainsi décelée par le fait de sa grande solubilité (1).

XIV. Matières grasses

Schunk a constaté que l'urine normale contenait en dissolution des traces de graisse et le nombre des observations va d'ailleurs en augmentant chaque jour. Dans ces cas ne sont pas, nécessairement, compris ceux à épithélium graisseux, cylindres graisseux, gouttelettes huileuses libres tels que le comporte le mal de Bright chronique ; nous n'y comprenons pas non plus ceux dans lesquels l'épithélium graisseux provient de la vessie ou du vagin.

Les matières huileuses peuvent exister dans l'urine à l'état de division infime sous forme de petites gouttelettes ou molécules ainsi que cela a lieu dans l'urine dite chyleuse, ou sous forme de liquide oléagineux clair. Dans le premier cas, le mélange résulte probablement de l'écoulement des vaisseaux lymphatiques en un point du système urinaire. Dans le second cas, pour une observation du moins (2), le liquide spécial avait pour origine un abcès de la région lombaire gauche communiquant avec l'urètre gauche correspondant ; et il est possible qu'on puisse attribuer une origine semblable aux autres cas de même ordre. Il n'est pas impossible non plus que le liquide huileux provienne directement des reins dans les cas de dégénérescence en tumeur caséeuse de ces organes, circonstances dans lesquelles on a constaté la production d'une grande proportion d'huile libre, de cylindres granuleux et de cristaux (3) de cholestérine dans les matières caséeuses. Le docteur Roberts a rapporté trois cas dans lesquels une huile jaune et pure existait dans l'urine ; deux de ces cas se rapportaient à l'administration d'huile de foie de morue, et le troisième a été constaté durant l'emploi interne d'une émulsion. Le docteur Henderson (4) a cité trois cas de maladies de cœur dans lesquelles il a été constaté des globules d'huile libre en suspension dans l'urine.

J'avais récemment à soigner une jeune femme dont l'urine, toujours dépouillée d'albumine, contenait presque constamment des gouttelettes huileuses libres et des gouttelettes agglomérées, et qui parfois aussi

(2) L'étude de la leucine et la tyrosine a été faite avec beaucoup de soins dans les notes du « *American Journal of medical sciences* » janvier 1872. Ce qui y est dit est suffisant pour les recherches pratiques.

(2) Docteur E. W. Cushing, in *Boston Medical and Surgical Journal*, vol. 104. 1880, p. 242.

(3) « Urinary and Renal Diseases ». Ann. ed. 1879, p. 125.

(4) *Bristish Medical Journal*. May 22 1878.

renfermait des cylindres à gouttelettes huileuses, ce cas a été observé avec la plus scrupuleuse attention et aucune erreur n'a pu se produire.

La graisse a été observée dans l'urine dans les cas de maladies calculeuses du pancréas ; et, dans une observation citée par le docteur George Johnston (1), la matière grasse fut apparente dans l'urine avant qu'on ne la constatait dans les sécrétions alvines et cela en telle quantité que, lorsque les matières étaient encore fraîches, cette graisse surnageait sous forme de gros flocons à la surface.

La présence de la *cholestérine* dans l'urine est aussi possible, mais en des cas très rares, et on ne peut concevoir sa présence que dans les cas de dégénérescence caséeuse des reins dont on a parlé plus haut. Le seul cas authentique à ma connaissance est celui rapporté par le docteur Roberts. Le docteur Beale a dit que l'on pouvait extraire de la cholestérine de l'urine du mal de Bright chronique en en traitant de grandes quantités, mais le produit ainsi obtenu est une matière différente de celle contenue dans l'urine à l'état libre.

XV. Urée (CAz² H⁴O)

L'urée est le composant organique principal de l'urine et le chef de file des produits d'excrétion azotée. Sa quantité varie avec les changements en quantité et qualité des ingesta, et avec la rapidité de métamorphose des tissus en l'état de santé et dans les maladies. On compte que dans le premier cas il faut admettre que chez les adultes son chiffre d'excrétion variera entre 20 et 40 grammes.

Recherche et dosage. — L'odeur de l'urine, fortement chargée d'urée, est dite être caractéristique, mais il est évidemment certain que sa présence peut être seulement affirmée par le traitement des solutions suspectes, par l'acide nitrique et l'acide oxalique. On la voit alors cristalliser en noyaux brillants dont la solubilité est trop grande pour permettre facilement la recherche sous une forme propre. Si l'on désire déceler sa présence dans un liquide suspect, on en place une goutte ou deux sur une plaque de verre, on ajoute une goute d'acide nitrique, on chauffe légèrement au moyen d'une lampe à alcool, et on laisse cristalliser. S'il y a présence d'urée, le microscope révèle, isolés ou en couches, des plaques hexagonales ou quadrangulaires de nitrate d'urée. Les cristaux présentent des angles aigus mesurant environ 82°, qui sont caractéristiques et facilement reconnaissables ; ces cristaux sont quelquefois superposés comme les tuiles sur un toit.

---

(1) Inaugural thesis for the degree of doctor in medicine in the university of Pensylvania, 1882. Published in the american journal of the *Medical Sciences*, october 1883. Of wich rec., p. 427.

Une solution d'acide oxalique donne des résultats semblables, mais les cristaux d'oxalate d'urée sont moins réguliers.

Dans les urines normales, il ne se produit ainsi aucune cristallisation ; cette urine doit au préalable être concentrée. Au contraire, dans les urines fortement chargées d'urée, une simple addition d'acide nitrique produit des cristaux, de sorte que l'on peut ainsi obtenir un dosage approximatif de l'urée.

Comme l'urée est de beaucoup le plus abondant des principes solides de l'urine, il en résulte que la densité de celle-ci fournit, d'une façon approximative, un moyen d'estimation de la quantité de l'urée, surtout quand il n'y a pas présence de sucre, si la quantité d'albumine est faible et si les chlorures sont normaux. Un échantillon d'urine ni albumineuse, ni sucrée, contenant une proportion normale chlorures et ayant une densité de 1020 à 1024 pour un volume de 1500 c. c. en 24 heures, doit être considérée comme un type et alors contenant de 2 à 2,5 pour 100 (20 à 25 pour 1000) d'urée. Les mêmes conditions étant observées, un poids spécifique plus élevé indique une proportion exagérée d'urée, et une densité plus faible, une diminution du même produit. Dans ces conditions, donc, une densité de 1014 correspond à 1 pour 100 d'urée, et une densité de 1028 à 1030 à 3 pour 100.

Mais les chlorures sont susceptibles de variations marquées dans quelques maladies, et la proportion de beaucoup la plus grande des urines dans lesquelles ou a trouvé une quantité notable d'urée indique l'albumine. Après l'urée, en supposant le sucre et l'albumine absents, ce sont les chlorures qui font varier le plus la densité, puisqu'ils sont éliminés dans les proportions de 10 à 16 grammes en 24 heures. S'il y a absence totale de chlorures, comme c'est le cas dans la pneumonie ou les maladies fébriles, et qu'il y ait aussi augmentation dans l'élimination de l'urée, un poids spécifique de 1020 peut correspondre à 2,5 pour 100 d'urée, ou si l'on ajoute le pourcentage des chlorures que remplace l'urée 3,5 pour 100. Nous supposons, bien entendu, que les autres principes de l'urine, acide urique, créatinine, phosphates, sulfates, etc., n'ont qu'une influence faible sur la densité, — et en effet il en est ainsi.

S'il y a présence de faibles quantité d'albumine, par exemple au-dessous de 0,2 pour 100, elle a peu d'effet aussi sur la densité, et l'on ne doit pas en tenir compte en ce sens. Si, au contraire, il y a présence d'albumine supérieure, de 1 à 2 pour 100, on doit tout d'abord la coaguler et la séparer par filtration, puis prendre la densité du liquide refroidi d'ou l'on déduira le dosage approximatif de l'urée. Dans ce cas bien entendu, il faut avoir soin, quand la coagulation a été opérée, de compléter le volume primitif du liquide par addition d'eau, après séparation d'albumine, sinon auparavant, on trouve la densité de l'urine généralement plus faible qu'à l'état de santé, parce que, — l'analyse volumétrique l'a dit avec précision — dans l'albuminurie chronique, la quantité d'urée est ordinairement diminuée.

Lorsqu'il y a présence de *sucre*, le pourcentage de l'urée est aussi généralement faible. bien que la densité soit augmentée, et cela tient à qu'il y a éga'ement augmentation du volume de 24 heures, de sorte que le chiffre total de l'urée de la journée est aussi en augmentation. il n'y a pas moyen de tenir compte ici de l'augmentation du poids spécifique due alors à la présence du sucre ; la quantité d'urée consiste dans l'emploi des procédés d'analyse volumétriques.

Analyse volumétrique de l'urée. — Dans toutes les circonstances, lorsqu'un dosage précis d'urée est désiré, l'on a recours à l'analyse volumétrique de l'urée en partant de ce fait signalé par Liebig, qu'une solution de nitrate de mercure se combine avec l'urée en proportions définies. La méthode de Davy, au moyen de l'hypochlorite de soude et du mercure métallique, est en quelque sorte plus simple, mais elle est aussi sujette à plus d'erreurs et elle demande en réalité plus de temps d'exécution; tandis que le procédé Liebig se fait avec une grande rapidité et qu'avec un peu d'expérience il ne faut pas plus de 15 minutes pour opérer un dosage si l'on a en mains les solutions nécessaires.

Le procédé de Liebig est basé, avons nous dit, sur ce fait que l'urée produit un précipité dans les solutions de nitrate mercurique.

Les solutions réactif se préparent ainsi qu'il suit :

1° La *solution barytique,* consiste en un volume de solution (saturée à froid) de nitrate de baryte mêlé à deux volumes de solution (saturée à chaud) de baryte caustique (hydrate de baryte).

2° Une solution de carbonate de soude.

3°. Une solution étalon de nitrate mercurique telle que 1 c.c. équivaille exactement à 0 gr.01 (10 milligrammes d'urée).

Préparation de la solution étalon de nitrate mercurique :

1° Dissoudre à l'aide de la chaleur, 71 gr. 48 de mercure pur ou 77 gr. 20 d'oxyde de mercure dans de l'acide nitrique. Concentrer au moyen d'un bain-marie et jusqu'à consistance sirupeuse le liquide ci-dessus par évaporation, puis à l'aide d'eau distillée ajoutée le ramener à un volume un peu inférieur à un litre. Si la solution offre un précipité blanc de nitrate basique de mercure qui soit tombé au fond du vase, décanter le liquide clair. Ajouter alors au résidu quelques gouttes d'acide nitrique pour dissoudre le précipité. Réunir ce liquide à celui décanté entièrement et compléter exactement le volume d'un litre. La solution est ainsi faite au titre voulu.

2° SOLUTION-ETALON D'URÉE. — On dissous 2 grammes d'urée pure dans 100 c.c. d'eau distillée ; cette solution contient ainsi 0 gr. 20 ou 200 milligrammes d'urée pour 10 c.c.

On place 10 c.c. de solution-étalon, contenant, avons-nous dit, 200 milligrammes d'urée, dans un verre à réaction. Au moyen d'une burette on garnit d'une solution de nitrate mercurique (en ayant eu soin de faire correspondre la base du ménisque formé au dessus de la solution avec le trait de la burette) on en verse goutte à goutte dans le verre, tant qu'il se forme un précipité dessus. Lorsque la précipitation semble complète, on prend une goutte du mélange et on la laisse tomber sur une goutte d'une solution de carbonate de soude dont on a déposé ainsi avec soin plusieurs gouttes sur un carré de verre à fond noir. S'il n'y a pas eu précipitation de le totalité de l'urée, il ne se produit aucun changement de coloration. On continue avec précaution l'addition du nitrate mercurique, et l'on procède de nouveau à l'essai par le carbonate de soude jusqu'à ce qu'il se produise un changement de couleur dans la réaction. On a ainsi la preuve que le nitrate de mercure a été ajouté en excès -- c'est-à-dire que toute l'urée du liquide ayant été précipitée par le nitrate mercurique, celui-ci a réagit sur le carbonate de soude avec lequel il a formé du nitrate de soude et un précipité jaune d'oxyde de mercure.

Si maintenant la solution mercurique était exactement titrée, 20 c.c. ont du être employés pour précipiter le poids d'urée contenu dans les 10 c.c. de la solution-étalon urique, et la réaction avec le carbonate de soude a dû se produire à un chiffre assez rapproché. Si la coloration jaune ne se produisait pas dans ces circonstances c'est que le mercure employé contiendrait des impuretés ou qu'une erreur se serait produite en procédant à ces préparations.

MODE D'EMPLOI. — Prendre 40 c.c. d'urine et 20 c.c. de solution de baryte et les mélanger dans un verre à pied. On élimine aussi par précipitation les phosphates, sulfates et carbonates, que l'on sépare par filtration sur un filtre sec ; et si le liquide ne s'écoule pas clair (1) d'une première fois, on le filtre une seconde.

Quand ceci a été fait, on garnit la burette de nitrate mercurique, et l'on verse dans un verre à réaction 15 c.c. du liquide clair (provenant du mélange de la solution barytique avec l'urine), chiffre correspondant à 10 c.c. d'urine. On lui ajoute alors au moyen de la burette la solution de nitrate mercurique, en employant d'abord un nombre de centimètres cubes approchant des deux derniers chiffres du poids spécifique (ainsi pour une densité de 1017, on ferait couler par exemple 15 c.c.) et l'on procède à l'essai au moyen de la solution sodique. Si aucune coloration jaune n'apparaît dans cet essai on ajoute, en procédant avec précaution quelques fractions de centimètre cube chaque fois, en suivant toujours la réaction du carbonate de soude, jusqu'à ce qu'il se produise nne

(1) Si le filtratum n'est pas alcalin, la précipitation des phosphates et des sulfates n'a pu être complète. Ce point peut être déterminé en ajoutant au liquide filtré une goutte ou deux de solution barytique, et s'il apparaît un précipité, il faut recommencer l'opération avec de l'urine nouvelle en prenant une propoition plus grande de solution de baryte.

coloration jaune. Quand ce point a été déterminé, on lit le nombre de centimètres cubes employés (1).

Le nombre des centimètres cubes employés, diminué de 2, et multiplié par 0.01 donne en fraction de gramme la quantité d'urée contenue dans les 10 c.c. d'urine, lorsque celle-ci est d'une composition moyenne — c'est-à-dire lorsqu'elle ne contient pas de principes anormaux et que la proportion des chlorures est a peu près normale.

Explication de la correction. — *Les deux centimètres cubes de réactif qui ont été déduits dans l'opération précédente de la totalité de la solution nitro-mercurique employée correspondent à la quantité de ce sel nécessaire pour transformer les chlorures en nitrates ;* réaction qui se produit tant que la combinaison avec l'urée n'est pas complète. Telle est la raison de la soustraction ainsi opérée.

Si, toutefois, les chlorures n'étaient pas en proportion moyenne, qu'ils soient augmentés ou diminués, et nous avons vu cela se produire, il faut au préalable doser la quantité de chlorure de sodium extrait dans 10 c.c. d'urine par le procédé propre aux chlorures expliqué plus loin, et qui consiste à précipiter dans de nouvelle urine ces chlorures au moyen d'une solution titrée de nitrate d'argent d'une teneur telle que 1 c.c. précipite 10 milligrammes de chlorure de sodium. 29 gr. 059 de nitrate d'argent fondu, dissous dans de l'eau distillée en proportion de 1 litre, produisent ce résultat.

Dans 10 c.c. d'urine primitive on détermine donc la proportion de chlorure de sodium au moyen de la solution de nitrate d'argent d'après la méthode expliquée plus loin ; et supposons que l'on ait employé 17 c.c. 5 de solution argentique correspondant à 175 milligrammes de chlorure de sodium.

On prend de nouveau 30 c.c. au filtratum (correspondant à 20 c.c. d'urine) du mélange et la solution barytique, on lui ajoute une goutte d'acide nitrique, et 17 c.c. 5 × 2 = 35 c.c. de la solution argentique titrée. On a ainsi obtenu la précipitation des chlorures, que l'on sépare par filtration, en gardant le filtratum pour le dosage de l'urée. Il est très important de savoir le rapport du volume du filtratum résultant de l'action de la baryte sur l'urine primitive, et représentant seulement pour deux tiers cette urine, avec le volume du nouveau filtratum, après addition de nitrate d'argent. Ainsi, si 35 c.c. de solution de nitrate d'argent ont été ajoutés à 30 c.c. du filtratum de la réaction de la solution barytique sur l'urine primitive, il en résulte que ces 65 c.c. représentant

---

(1) La teinte jaune qui se produit dans ce dosage lorsqu'on arrête de verser le liquide doit être la même que celle obtenue avec les solutions-étalon d'urée et de nitrate mercurique. Il est en effet certain, que si la teinte était forte et la coloration jaune marquée. il pourrait se produire une erreur, mais par la pratique on arrive à des résultats comparables entre eux.

seulement 20 c.c. d'urine déféquée de ses chlorures, ou que 32 c.c. 5 correspondent à 10 c.c. d'urine après élimination de son chlore.

Dans les cas de maladies inflammatoires, comme la pneumonie, où les chlorures font à peu près totalement défaut, cette opération n'a plus de raison d'être.

Autres corrections. — Quand le nombre de centimètres cubes de la solution nitro-mercurique ajoutés à 15 c.c. du mélange filtré d'urine et de solution barytique dépasse 30 — ce qui a lieu lorsque la proportion d'urée contenue dans l'urine examinée dépasse 3 pour 100 — l'on doit, au-dessus de ce nombre de 30 c.c. pour la solution mercurielle employée, étendre la solution urineuse de moitié de ce nombre de centimètres cubes, mêler, et procéder à un nouveau dosage. Ainsi, supposons qu'il ait fallu 36 c.c. de solution mercurique pour un premier titrage, comme il a fallu un excès de 6 c.c. de réactif, on ajoute 3 c.c. d'eau au mélange urinaire et l'on procède à une seconde opération de dosage.

Si l'urine titrée contient moins de 3 pour 100 d'urée, alors pour chaque 4 c. c. de la solution réactif employée au-dessous de 30, il faut déduire 1 c. c. du nombre entier de centimètres cubes de solution mercurielle utilisée.

Ces corrections sont rendues nécessaires par ce fait que dans la solution étalon le réactif était mélangé juste à un demi volume de la solution d'urée, conditions qui font (eu égard à la dilution) que 10 c. c. d'urine contenant 3 pour 100 d'urée sont mélangées à 5 c. c. de solution borytique et à 30 c. c. de solution mercurielle. D'où il suit que, si l'on a employé un excès de réactif, au-dessus de 30 c. c., par exemple, pour 15 c. c. d'urine déféquée, il faut diluer l'urine à un demi volume d'eau pour la ramener au même degré de dilution que présentait le réactif-étalon. Ainsi, en sens contraire, si l'on a utilisée moins de 30 c. c. de réactif, ce qui a été employé doit être considéré comme une dilution plus grande que celle de la solution-étalon, d'où la réduction sus-mentionnée.

Dosage de l'urée par le procédé de l'hypobromite de soude. — Le principe sur lequel ce procédé est basé est que l'urée, lorsqu'on la met en contact d'une solution d'hypochlorite de chaux est décomposée en azote, acide carbonique et eau. Il a été imaginé, il y a bon nombre d'années, simultanément par le docteur Davy (1) et par Leconte (2). En 1874, MM. Russel et West (3) ont encore attiré l'attention sur ce sujet en substituant une solution alcaline d'hydrobromite de soude et la soude caustique qui donne des résultats semblables ; l'acide carbonique toutefois étant absorbé par l'alcali caustique.

(1) *Philosoph.* May 1854, p. 345.
(2) Comptes-Rendus X, 237.
(3) *Journal of the Chemical Society* (London). Augest. 1874.

La réaction se pose ainsi qu'il suit :

$$CoAz^2 H^4 + 3 (Na BrO) = 3 (Na Br) + CO^2 + 2 H^2O + 2 Az$$

et le volume d'azote dégagé sert de mensuration à l'urée.

Plusieurs formes d'appareils ont été imaginés par différents auteurs, et tous reposent sur cette présomption que 1 gramme d'urée contient 372 c. c. d'azote mesuré à 0°C et à la pression barométrique de 760 m. m. ou que chaque centimètre cube d'azote mis en liberté, mesuré dans les conditions précitées, représente 0 gr. 00282 d'urée. (1)

L'appareil très simple du docteur John Marschall (2) est celui que l'on emploie au laboratoire de chimie de l'Université de Pensylvanie. Il consiste en un tube gradué, une pipette graduée, un tube-entonnoir et un réceptacle semblable à une soucoupe qui sert à la fois de support au tube gradué et de réceptacle pour l'hypobromite s'échappant du dit tube gradué. Le tube gradué, fermé à une extrémité et d'une contenance 77 c. c. peut, au moyen d'un bouchon perforé, être fixé sur le réceptacle en forme de soucoupe. L'appareil peut être facilement démonté et nettoyé des taches graisseuses, qui, en raison de l'emploi de l'hypobromite, s'accumulent dans le tube gradué.

La solution alcaline d'hypobromite se prépare en dissolvant 100 gr. de soude caustique dans 250 c. c. d'eau, et ajoutant 25 c. c. de brôme à la solution ainsi obtenue : $2NaHO + Br^2 = Na Br + H^2 O + Na BrO$.

MODE D'EMPLOI. — On place le pouce sur l'ouverture latérale du tube gradué et l'on verse la solution d'hypobromite par l'ouverture inférieure. Cette dernière est ensuite fermée au moyen d'un bouchon et on laisse passer quelques bulles d'air par l'ouverture latérale. On renverse alors le tube et on le fixe dans la base du réceptacle en soucoupe. On mesure une certaine quantité d'urine (un centimètre cube suffit généralement), et, au moyen d'une pipette, on l'introduit dans la solution d'hypobromite par l'ouverture latérale.

La décomposition de l'urée se produit immédiatement, et l'azote dégagé s'élève dans la partie supérieure du tube gradué et s'y réunit. L'acide carbonique mis en liberté dans la décomposition de l'urée est absorbé par l'excès de soude caustique de solution d'hypobromite.

En l'espace de 20 minutes, il y a décomposition complète de l'urée. Lorsque cette décomposition est complète et que toutes les bulles gazeuses se sont réunies dans la partie supérieure du tube, on établit une pression égale à la pression atmosphérique au moyen du tube-entonnoir que l'on fixe à l'ouverture latérale et que l'on remplit de solution d'hypobromite ou d'eau jusqu'à ce que dans les deux tubes les liquides s'élèvent à un même niveau. Le nombre de centimètres cubes

(1) Voyez note p. 165.
(2) *Zeit. f. Physiolog. Chemic.* Rd. XI, p. 79.

d'azote ainsi dégagés, la pression et la température étant connues, et le pourcentage de l'urée sont calculés au moyen de la formule suivante :

$$p = \frac{100 \ v \ (b-b')}{760 \times 354{,}33 \ a \ (1 + 0{,}00366 \ t)}$$

dans laquelle p représente le poids d'urée en gramme existant dans 100 grammes d'urine.

a   —   le volume d'urine employée.

b   —   la pression barométrique observée (en millimètres).

b'   —   la tension de la vapeur d'eau à la température t.

t   —   la température observée (en degrés centigrades)

v   —   le volume d'azote obtenu (en centimètres cubes).

Dans l'emploi clinique on supprime les observations barométriques et thermométriques, et l'on réduit en poids d'urée le nombre de centimètres cubes de gaz mesuré simplement en le multipliant par 0 gr. 00282 (1) chiffre représentant le poids d'urée correspondant à 1 c.c. d'azote gazeux.

Ainsi, supposons que nous ayons trouvé 9 c.c. 6 de gaz, 1 c.c. d'urine (ou plus selon la quantité employée) devrait contenir 0,00282 × 9,6 = 0 gr. 027 d'urée, d'où l'on trouverait le pourcentage et la proportion des 24 heures.

D'autres formes d'appareils ont été imaginées et proposées pour ce procédé, en particulier par Hüffner en Allemagne, Gerrard en Angleterre, le Dr William H. Greene (2) de Philadelphie, le Dr Charles A. Doremus de New-York, E. R. Squibb de Brooklyn et d'autres auteurs.

L'appareil de Doremus, qui est le plus couramment employé, consiste en une ampoule reliée à un tube gradué et une petite pipette courbe, surmontée d'un renflement et d'une contenance de 1 c.c. d'urine. La graduation du tube est telle que chacune des petites divisions équivaut à 0 gr. 001 d'urée. On garnit l'appareil d'hypobromite d'une concentration, jusqu'à la marque qui correspond à son soutien, et l'on ajoute de l'eau en quantité suffisante pour remplir le reste de l'ampoule jusqu'à

(1) La quantité de gaz azote qui, théoriquement, doit être mise en liberté de 1 gramme d'urée est de 372 c.c. 7, mais Hüfner (*Zeit. f. Physiolog. chemie Bd.* p. 350) a démontré que pratiquement par la méthode à l'hypobromite on dégageait seulement 354 c.c. 33 et qu'ainsi 1 c.c. de gaz azote à 6° c. et à la pression de 760 m.m. correspondait à 0 gr. 00282 d'urée. D'ou les chiffres employés dans le calcul précédent tandis que si l'on voulait tenir compte de la quantité théorique de gaz azote qui devait être dégagé, à 0° c. et à 760 m.m. de pression, 1 c.c. de gaz azote correspondait à 0,00268 d'urée.

(2) Décrit d'abord dans le *Méd. Times for Journaly,* 12, 1884 p. 278.

la marque du tube. On glisse alors la pipette contenant l'urine au-dessus du commencement de la graduation en centimètres cubes, en prenant bien soin de l'introduire par la partie courbe et en tenant le tube bien perpendiculaire. On comprime lentement et à fond le renflement de façon à expulser la totalité de l'urine. Quand le dégagement du gaz est complet, il ne reste plus qu'à lire le nombre de divisions qu'il occupe et à multiplier ce chiffre par 100 pour obtenir le pourcentage.

Avec l'appareil de W. Squibb, on emploie la solution d'hypochlorite de soude, de l'U. S. P., ce réactif a l'avantage de pouvoir être trouvé chez les pharmaciens tandis que l'hypobromite de soude ne peut être employé que récemment préparé. Les procédés opératoires de chacun de ces appareils sont formés avec les appareils eux-mêmes.

Des recherches faites par MM. West et Russell, M. Richard Apjohn, Dr Dupré, Dr M. Simpson, M. C. o'Keefe, le professeur Théodore G. Wormley et autres, sur des substances contenant des quantités communes d'urée, il résulte que les résultats ainsi obtenu sont suffisamment justes et suffisants pour l'examen clinique.

M. Depaine (Journal de pharmacie d'Anvers 1877) recommande de déduire 4,5 pour 100 du chiffre total de l'urée trouvée ; on éliminerait ainsi l'erreur résultant de la décomposition simultanée de l'acide urique et de la créatinine.

Il est généralement admis que tout l'azote de l'urée d'une solution donnée n'est pas mis en liberté dans le procédé à l'hypobromite, mais les auteurs ne sont pas tous d'accord sur la quantité qui est retenue en solution. M. Leconte (*Chem. Gaz.* 1858) a obtenu 0,92 ; Forster a annoncé (*journal chem. Soc. March.* 1879) qu'il avait trouvé 0,92 ; Russell et West ont dit 0,94 ; d'autres une plus grande proportion, telle que 0,95 ; d'autres enfin des chiffres différents. Méhu (*Journ. Chem. Soc. nov.* 1879) admet que 0,08 d'azote est retenu, mais il imagine que cette différence d'azote une solution de sucre de canne à la solution d'hypobromite. Mais peu après Esbach (*Journ. Chem. Sve.* décembre 1879) et M. Jay (*Bull. Soc. Chem.* 1880), ont annoncé que la solution de glucose seul mélangée à l'hypobromite de soude dégageait de gaz. Fauconnier (*Bull. Soc. Chim,* février 1880) a dit qu'avec une solution de *glucose* la quantité théorique d'azote était dégagée des solutions d'urée par l'hypobromite de soude, mais qu'avec la solution de *sucre de canne* on obtenait seulement 0,94 de la quantité totale. Les expériences de Jay ont encore montré (*Bull. Soc. Chim.* 1880) qu'avec une solution de glucose mélangée à la solution l'hypobromite aucune addition de gaz ne se faisait au dosage ordinaire, tandis qu'une solution de sucre de canne en fournissait une proportion supplémentaire appréciable. Mais comme il est pratiquement impossible d'obtenir du glucose pur, il en conclut que l'on doit ajouter à ce mélange d'hypobromite et d'urine ni solution de glucose, ni solution de sucre de canne. Mon collègue, le Professeur Wormley, dans quelques récentes expériences sur le même sujet a fait une observation importante qui permet d'expliquer les résultats différents auxquels sont arrivés les différents auteurs précités.

Il a trouvé que le mélange des solutions sucrées avec l'hypobromite de soude dégageait une notable quantité de chaleur telle, par exemple que 8° C. 9, ou 14° C. 5 pour le sucre de canne, et 14° 5 pour le sucre de raisin. Il s'en suit que l'expansion du gaz étant plus grande, la quantité d'azote trouvé se trouve augmentée.

Procédé de Fowler, à base d'Hypochlorite, pour le dosage de l'urée (1). — Ce procédé est basé sur ce fait, qu'il existe une différence dans le poids spécifique de l'urine avant et après la décomposition de l'urée par les hypochlorites, et que cette différence de densité est en relation avec la proportion d'urée existante. Le Dr Fowler a trouvé que chaque degré de différence correspondait de 0,77 à 1 pour 100 d'urée. La solution d'hypochlorite employée est celle de Squibb ou chlorite de soude, ou encore celle de Labarraque, dont sept parties décomposent l'urée dans une partie d'urine ; mais si la quantité d'urée est plus grande, il faut diluer l'urine avec son poids d'eau et multiplier par 2 le résultat obtenu.

MODE D'EMPLOI. — 1° Additionner un volume d'urine de 7 parties d'une solution d'hypochlorite. Il se produit immédiatement une effervescence due à la mise en liberté du gaz azote. Agiter vivement le vase contenant le mélange, et laisser reposer deux heures, c'est-à-dire, jusqu'à ce que l'urée soit toute décomposée. Noter à ce moment la densité du liquide ainsi obtenu.

2° Prendre la densité du mélange d'urine et l'hypochlorite avant la réaction, ceci étant, multiplier par 7 la densité de la solution d'hypochlorite, ajouter celle de l'urine pure et diviser la somme par 8. Le résultat obtenu représente le densité du mélange. De ce chiffre soustraire le poids spécifique du mélange urine et hypochlorite après la décomposition de l'urée ; multiplier la différence par 0,77 : ce chiffre représente le titre pour 100 de l'urine en urée.

Tout changement de température influençant la densité du liquide en modifiant son volume, le mélange d'urine et de la solution d'hypochlorite doivent, de même que l'urine et la solution d'hypochlorite elles-mêmes, être placées dans le même endroit, de façon qu'ils soient soumis à la même température. On ne prend les densités que lorsque la décomposition de l'urée est complète, et l'on fait alors les calculs.

Exemple. — Supposons que la densité d'une urine soit de 1010, celle d'une solution d'hypochlorite, de 1045 ; le mélange des deux liquides offrira un poids spécifique de :

$$\frac{1045 \times 7 + 1010}{8} = 1040$$

(1) Fowler, Prize Essy to the alumni association of the College of Physicians and Surgeons, New-York. *Published in the New-York Medical Journal,* july 1887.

8

Supposons maintenant que la densité du liquide après décomposion de l'urée soit de 1038, le pourcentage de l'urée se trouve donc être de $(1040 - 1038) \times 0,77 = 1,54$.

Ce procédé, simple et d'un emploi très facile, n'est influencé ni par la présence du sucre ni par celle de l'albumine.

XVI. **Acide urique** ($C^5 H^4 Az^4 O^3$)

Lorsqu'on dit que l'acide urique est un des principaux composants de l'urine, l'on ne veut en rien faire allusion à ce produit à l'état libre mais à ses combinaisons, et principalement à celles habituellement dénommés urates mixtes qu'il forme avec la soude, la potasse, l'ammoniaque, comme aussi avec la chaux et la magnésie. L'acide urique lui-même est extrêmement peu soluble dans l'eau (une partie exigeant 14.000 fois son poids d'eau froide ou 1.800 fois son poids d'eau chaude pour se dissoudre) si peu soluble même qu'il se précipite dès qu'il est mis en liberté de ses combinaisons avec les bases dénommés précédemment. La quantité excrétée en 24 heures varie de 0 gr. 40 à 0 gr. 80 à l'état de santé, et d'une façon parallèle à l'urée, dont il représente d'ailleurs un produit d'oxydation inférieure.

Recherche microscopique. — On reconnaît facilement sa présence aux cristaux microscopiques de forme spéciale qu'il présente et dont la forme type peut être dite « losangique », ou comme le disent les Allemands « en pierre à aiguiser ». Le plus souvent ces cristaux sont colorés en rouge-jaune, et, comme parmi les sédiments urinaires ils sont les seuls pouvant être ainsi teintés, il en résulte qu'il n'y a aucune hésitation à avoir pour reconnaître les sédiments composés d'acide urique ou de ses composants. Nous nous étendrons davantage sur ces cristaux en traitant des sédiments, lorsque plus loin nous entrerons dans leur étude proprement dite.

Réaction de la murexide. — La réaction de la murexide pour la recherche de l'acide urique et de ses combinaisons est une des plus belle de la chimie. On place sur un fragment de porcelaine ou un morceau de platine, une petite portion du sédiment ou le résidu de l'évaporation, on ajoute une goutte ou deux d'acide nitrique pour le dissoudre et l'on évapore avec soin la solution sur une lampe à alcool. Lorsque le tout est sec, on ajoute une goutte ou deux d'ammoniaque, qui occasionnent rapidement l'apparition d'une belle couleur pourpre qui se diffuse graduellement comme l'ammoniaque ajoutée. La réaction de la murexide est due à l'alloxane, l'alloxantine et l'ammoniaque qui se produisent par réaction de l'acide nitrique sur l'acide urique. On obtient également cette réaction avec la tyrosine, l'hypoxanthine et la xanthoglobuliue, de sorte que Schiff recommande plus spécialement la réaction suivante :

Recherche de l'acide urique par le carbonate d'argent. — Ce procédé est très délicat et doit plutôt être appliqué de la façon que recommande Harley. On dissout une petite quantité d'acide urique dans une solution de carbonate de soude ou de potasse, on place une goutte ou deux du mélange sur du papier, et l'on ajoute une solution de nitrate d'argent. Il se produit rapidement une coloration grise qui décèle la présence de l'acide urique. Cet essai ne permet toutefois pas de distinguer l'acide urique des urates ; mais l'examen microscopique le montre facilement.

Dosage de l'acide urique. — Le dosage habituel de l'acide urique par la *méthode pondérale* est le suivant :

A 200 c.c. d'urine on ajoute 20 c.c. d'acide chlorhydrique ou d'acide nitrique, et l'on place au repos dans une pièce fraîche, comme une cave, pendant 24 heures. Au bout de ce temps, on trouve des cristaux d'acide urique, fortement colorés, adhérant au fond du vase ou de la bouteille. On recueille cet acide urique en filtrant le liquide et en lavant le filtre à l'eau distillée. On sèche le filtre et l'acide urique à la température de 100° C., on pèse, et le poids des deux réunis, diminué du poids du filtre, donne la quantité d'acide urique existant dans les 200 c.c. d'urine ; à l'exception de la très faible proportion retenue dans l'acide et les eaux de lavage. Neubauer admet que l'on doit ajouter au résultat ainsi obtenu 0,0038 d'acide urique par 100 centimètres cubes des liquides employés.

Procédé de Haycraft. — Plusieurs procédés volumétriques ont été récemment imaginés. Tous sont lents et incommodes en comparaison des méthodes de dosage de l'urée. Toutefois celui qu'a publié Haycraft en 1885 paraît être le meilleur étant donnés les résultats qu'en a donné l'auteur d'après ses recherches sur des solutions à titres connues.

Ce procédé est basé sur ce fait que l'acide combiné avec l'argent ou urate d'argent est pratiquement insoluble dans l'eau, l'ammoniaque ou l'acide acétique, tandis qu'il est facilement soluble au contraire dans l'acide nitrique. La difficulté principale de cette méthode est occasionnée par la nature gélatineuse de l'urate d'argent qu'il est difficile de laver. On y arrive toutefois en recueillant le précipité sur un filtre d'amiante relié à un appareil d'aspiration. Ce filtre se fait en remplissant la moitié d'un petit entonnoir de verre cassé, à la surface duquel on place le quart d'un pouce de fibre d'amiante réduits en pulpe en agitant les fibres dans de l'eau dans un récipient, le filtre peut facilement se renouveler.

SOLUTIONS NÉCESSAIRES. — 1° Solution normale au centième de sulfocyanure, obtenue en dissolvant environ 8 grammes de sulfocyanure cristallisé dans 1 litre d'eau et titrant par la solution normale au dixième de nitrate d'argent. — Diluer de 9 volumes d'eau, un centimètre cube correspond à 0 gr. 00168 d'acide urique.

2° Solution décime normale d'argent, faite par dissolution de 10 grammes 766 d'argent dans l'acide nitrique pur et par addition d'eau jusqu'à un litre. — Ou encore solution de 16 grammes 966 de nitrate d'argent pur dans un litre d'eau distillée.

3° Solution saturée de sulfate ferro-ammonique (alun de fer).

4° Acide nitrique dilué (20 à 30 p. 100). Diluer l'acide commercial, le porter à l'ébullition et le préserver de la lumière en l'enfermant dans un flacon noirci.

5° Hydrate d'ammoniaque.

6° Solution d'argent ammoniacal. Dissoudre 5 grammes de nitrate d'argent dans 100 c.c. d'eau, et ajouter de l'hydrate d'ammoniaque jusqu'à ce que la solution revienne claire.

Procédé de titrage du sulfocyanure d'ammonium. — On verse dans un flacon de 50 c c. de la solution décime normale d'argent, on dilue d'autant d'eau, et l'on ajoute 5 c.c. de l'indicateur ferrique, ainsi que 10 c.c. d'acide nitrique. Si la solution ferrique détermine une coloration jaune il faut s'abstenir de l'addition d'acide nitrique. On ajoute alors, au moyen d'une burette, le sulfocyanure ; il se forme tout d'abord un précipité blanc, qui donne au liquide une apparence laiteuse, et ensuite lorsqu'une goutte tombe, il se produit une coloration brun-rouge qui disparaît rapidement en agitant. Au moment où la saturation approche, le précipité formé est floconneux, et se sépare facilement ; enfin une ou deux gouttes de sulfocyanure produisent une belle couleur rouge-brun qui ne disparaît plus par agitation. Si les solutions ont été bien équilibrées comme titres, pour produire ce résultat, l'on a dû employer exactement 50 c.c. de la solution de sulfocyanure.

La couleur se juge mieux en tenant le flacon et en l'examinant par réflexion à la lumière blanche. S'il a fallu plus ou moins de 50 c.c. de la solution de sulfocyanure l'on doit soit la concentrer, soit la diluer, comme il a été dit.

Procédé. — Mesurer 25 c.c. d'urine et les mettre dans un petit verre à pied avec environ 1 gramme de bicarbonate de soude. Ajouter 2 ou 3 c.c. d'ammoniaque liquide, qui détermine un précipité de phosphate ammoniaco-magnésien. Ajouter encore 1 ou 2 c.c. de solution d'argent ammoniacal, l'acide urique se dépose sous forme d'un précipité gélatineux d'urate d'argent.

On le recueille sur un filtre d'amiante, on le lave avec soin, en joignant le filtre à la pompe aspirante tant quele liquide indique des traces de sels d'argent avec une goutte ou deux de solution de sel marin (1).

___

(1) Haycraft recommande le filtre aspirant de Sprengel, mais avec le filtre aspirant habituel de Clarke l'opération réussit bien aussi. On ne doit employer un filtre aspirant que lorsque le précipité est versé sur le filtre, et encore doit on tout d'abord aspirer faiblement. Avant d'employer l'acide nitrique dilué, la pompe doit être séparée du filtre, et l'acide ne doit pas passer trop rapidement sons peine de ne pas dissoudre la totalité du précipité argentique.

On complète le lavage à l'aide de quelques centimètres d'acide nitrique. L'argent est dosé dans la solution d'après la méthode Volhard comme ci-dessous :

Ajouter à titre d'indicateur, quelques gouttes d'une solution saturée d'alun de fer, et faire tomber goutte à goutte de la burette la solution centième normale de sulfocyanure d'ammonium. Il se forme un précipité blanc, ainsi qu'une coloration rouge qui disparaît tout d'abord. A la fin cette coloration devient persistante et la réaction est terminée.

On calcule alors l'acide urique en multipliant par 0,00168 le nombre de centimètres cubes de sulfocyanure employés.

Si l'urine contient de l'albumine, on doit au préalable l'en débarrasser. Si l'urine contenait de l'acide urique ou des urates en quantité telle qu'ils y occasionnent un trouble, on doit alors étendre et diluer la dite urine de façon à rendre le procédé plus pratique.

XVII. Urates.

Nous avons dit qu'en l'état de santé l'acide urique de l'urine était ordinairement en combinaison avec la potasse, l'ammoniaque, la soude, la chaux, la magnésie. D'après Bence Jones parmi ces combinaisons les plus abondantes seraient celles de potasse et d'ammoniaque. Ces composés sont solubles à la température du corps, mais ils se précipitent sous forme de granulations amorphes lorsque la température de l'urine vient à s'abaisser, comme pendant l'hiver.

Leurs significations physiologique et pathologique dépendent surtout de l'acide urique qu'elles contiennent mais ces combinaisons offrent elles-mêmes quelques points intéressants, que l'on doit connaître. Le principal de ces faits est que l'acide urique étant un acide bibasique, forme des sels neutres et les sels acides et que *les sels acides sont moins solubles que les sels neutres,* exigeant 124 parties d'eau bouillante et 1220 parties d'eau froide pour rester en solution. Ils forment la masse des urates déposés tandis que les urates, qui restent en solution après abaissement de température comme cela a lieu régulièrement dans les appartements s'ils ne sont pas neutres, sont moins acides que ceux qui ont formé le sédiment. Et aussi toute solution restant claire dans le même temps et les mêmes circonstances contient plus d'urate de soude, etc., avec une grande proportion de bases alcalines.

L'application pratique de ce fait est que, lorsqu'on ajoute un acide à une telle solution d'urate neutre, il se forme par séparation de la base un urate acide de soude, dont l'insolubilité relative détermine promptement la précipitation sous forme de fines granulations déterminant l'opacité du liquide. Or, c'est là précisément ce qui arrive dans la recherche de l'albumine par l'acide nitrique.

Les urines fortement chargées d'urates neutres peuvent les maintenir en solution ; mais ajoute-t-on de l'acide nitrique, il se forme un précipité non cristallin, mais *amorphe*, composé d'urate acide de soude. Et si l'on emploie la méthode de Heller, il se forme au point de contact de l'acide avec l'urine une zone opaque qui peut être confondue avec l'albumine, mais qui présente cependant certains caractères particuliers, ainsi qu'il a été dit précédemment, tel qu'une facile solubilité par la chaleur. Si l'urine présentant une telle réaction est mise à déposer pendant quelque temps, le trouble opaque disparaît peu à peu et est remplacé par un petit sédiment cristallin d'acide urique. Par l'action prolongée de l'acide nitrique, ce dernier s'est emparé entièrement des bases et a rendu libre l'acide urique ; lequel s'est déposé sous forme cristalline. Il a aussi été dit, par Thudichum entre autres, qu'un tel précipité sous l'action de l'acide nitrique n'était point formé d'urates acides, mais *d'acide urique hydraté*.

Les autres principes organiques de l'urine, comme la *créatinine*, la *xanthine*, *l'acide hippurique*, *l'acide oxalique*, *l'acide lactique l'acide phénylique*, n'ont qu'une faible signification pratique, nous ne pouvons donc que les mentionner en passant.

Le *Mucus* et les combinaisons cristallines de l'acide oxalique avec la chaux seront étudiées en traitant des sédiments.

L'*acide Hippurique* est intéressant en ce sens qu'il fait partie de l'urine des carnivores, des omnivores et des herbivores, remplaçant pour ces derniers l'acide urique des premiers, tandis que chez l'homme dont le régime diététique est mixte, l'on trouve un mélange d'acides urique et hippurique comme il convient par un régime alimentaire intermédiaire. Mais bien que l'acide hippurique soit augmenté chez l'homme par le régime végétal, il n'est jamais absent totalement même avec une alimentation animale.

Il est augmenté dans le diabète, cas où il remplace presque entièrement l'acide urique.

L'on trouve habituellement, le lendemain au matin, des cristaux d'acide hippurique dans l'urine des gens qui ont pris 0 gr. 50 d'acide benzoïque. La forme typique de ces cristaux est un prisme à 4 pans, avec 2 ou quatre faces en biseau, mais il existe aussi des formes dérivées. Pour les 24 heures, on peut séparer de l'urine d'un homme la quantité de 0,50 à 1 gramme d'acide hippurique.

PRINCIPES MINÉRAUX

XVIII. Chlorures.

Les chlorures trouvés dans l'urine sont surtout ceux de sodium, auxquels se mélange une pétite proportion de chlorures de potassium et d'ammonium.

En l'état de santé les chlorures de l'urine sont presque en proportion exacte avec les mêmes sels contenus dans l'alimentation et sont représentés par un chiffre variant entre 10 et 16 grammes par 24 heures.

Recherche et dosage approximatif. — Si on laisse tomber et évaporer lentement une goutte d'urine sur une plaque de verre, des cristaux caractéristiques octaédriques et des lames rhomboédriques d'une combinaison de l'urée avec le chlore apparaissent, et peuvent être examinés au microscope. Mais un procédé plus certain de recherche et de dosage approximatif consiste en ;

L'ESSAI AU NITRATE D'ARGENT. — La solution de nitrate d'argent peut précipiter de l'urine, les phosphates et les chlorures. Toutefois, si l'on a soin d'ajouter préalablement quelques gouttes d'acide nitrique, les phosphates sont maintenus en solution, et les chlorures seuls se précipitent sous forme de chlorure d'argent blanc et opaque.

L'urine normale contient de 1|2 à 1 pour 100 de chlorures, et ceux-ci sont précipités par une *seule* goutte d'une solution de nitrate d'argent au huitième sous forme d'un précipité grumeleux, caillebeté, qui se dépose de lui-même ou rend l'urine trouble et d'un blanc laiteux si l'on agite le liquide dans un verre.

Si les chlorures viennent, parfois, à être diminués, et n'exister que dans la proportion de 1|10 pour 100 ou au-dessous, l'addition d'une seule goutte d'une solution de nitrate d'argent ne produit plus le précipité blanc caillebeté mais un simple trouble qui donne au liquide une apparence absolument laiteuse. Si, enfin, dans ces conditions aucun précipité ne se produit, alors les chlorures sont entièrement absents. La présence de l'albumine en petite quantité ne trouble pas cette réaction, mais si elle existe en quantité abondante dans l'urine on doit la séparer préalablement.

Signification clinique. — Les chlorures sont diminués dans toutes les affections fébriles, que celles-ci soient d'origine locale ou générale sauf, dit-on, dans la fièvre intermittente. Ceci se présente surtout lorsqu'il existe quelque exsudation, liquide ou solide, dans laquelle les

les chlorures semblent être éliminés. Dans la pneumonie aiguë, ils sont quelquefois totalement absents de l'urine, tandis que la salive les contient en quantité abondante. Dans la même affection et en vérité dans toutes les maladies aiguës leur disparition de l'urine indique une aggravation de la maladie, comme leur réapparition une atténuation. Au déclin de la pneumonie et de même pour les maladies aiguës leur réapparition doit être considérée comme un signe physique d'amélioration alors même que tout autre signe n'appartient point. Il s'ensuit donc qu'un examen journalier des urines au point de vue du dosage des chlores doit être considéré comme important.

Procédé volumétrique de dosage des chlorures. — Parmi les nombreux procédés de dosage volumétrique employés pour l'élimination des chlorures, nous donnerons la *Méthode de Mohr, à base de nitrate d'argent,* que l'on emploie ainsi qu'il suit :

1° On fait une solution saturée à froid de chromate neutre de potasse.

2° On prépare une solution de nitrate d'argent, telle que chaque centimètre cube corresponde à 10 milligrammes de chlorure de sodium. Et cette solution est obtenue en dissolvant 29 gr. 075 de nitrate d'argent pur et fondu dans de l'eau distillée que l'on dilue au volume d'un litre.

MARCHE OPÉRATOIRE. — Verser 10 c.c. d'urine dans un creuset de platine, y dissoudre 1 à 2 grammes de nitrate de potasse, exempt de chlorure, et évaporer le tout lentement à siccité. Porter ensuite le résidu d'abord à une chaleur douce puis à une température élevée jusqu'à ce que le charbon soit complètement oxydé, et ne forme plus qu'une masse saline en fusion. On dissout ensuite la masse saline entière dans une petite quantité d'eau, on verse le liquide dans un verre à bec, et on rince la capsule de platine au moyen d'un flacon-laveur. On fait alors tomber goutte à goutte dans cette solution alcaline de l'acide nitrique diluée jusqu'à ce qu'elle indique une réaction acide faible, on introduit une petite pincée de carbonate de chaux pour ramener à la neutralité et l'excès de carbonate de chaux est éliminé par filtration. On ajoute de nouveau au mélange 2 ou 3 gouttes de solution de chromate de potasse, et une solution de nitrate d'argent introduite dans une burette graduée est versée dans le mélange jusqu'à ce qu'une coloration rouge manifeste se produise. La couleur continue à être d'un jaune brillant jusqu'à ce que les chlorures soient décomposés. Lorsque chaque goutte de nitrate d'argent tombe dans l'urine, elle doit être observée avec soin de façon à mêler la teinte rouge environnant le précipité de chlorure d'argent ; et alors la première goutte tombant après décomposition complète des chlorures donne une coloration rouge permanente due à la présence de chromate d'argent. Le nombre de centimètres cubes employés multiplié par 0 gr. 010 représente le chiffre des chlorures, dosés en Na Cl (chlorure de sodium) pour 10 c. c. d'urine, d'où l'on tire par calcul le chiffre total.

XIX. Phosphates.

Les phosphates de l'urine se composent partie de phosphates *neutres* et partie de phosphates *alcalins*. Les *premiers* sont insolubles dans l'eau mais solubles dans les acides ; et ils sont tenus en solution dans l'urine acide par l'acide carbonique libre, et ils sont précipités par les alcalis. Les phosphates alcalins sont solubles dans l'eau, et ne sont pas précipités de leur solution par les alcalis.

a. Les **Phosphates neutres** sont ceux de *chaux* et de *magnésie*, et sont contenus dans l'urine en très petites quantités — 1 gr. à 1 gr. 5 par 24 heures. La proportion relative des phosphates de chaux et de magnésie est comme les chiffres 33 à 67.

RECHERCHE ET DOSAGE APPROXIMATIF. — La présence des phosphates *terreux* est démontrée par l'addition d'un alcali quelconque, comme l'ammoniaque caustique ou la potasse.

Leur quantité peut être évaluée approximativement par le procédé suivant, et très simple, dû à Hoffmann et Ultzmann. Dans un tube à essai, long de 16 centimètres et large de 2, on introduit un tiers d'urine filtrée et claire, à laquelle on ajoute quelques gouttes d'ammoniaque caustique ou d'une solution de potasse caustique, puis l'on chauffe doucement sur une lampe à alcool jusqu'à ce que les phosphates terreux soient séparés sous forme de flocons. On place alors ce tube au repos pendant 10 ou 15 minutes. Si la couche du sédiment est haute d'un centimètre, les phosphates terreux sont présents dans l'urine en quantité normale ; si la couche occupe 2 ou 3 centimètres, il y a augmentation ; si le contraire existe, ou si les flocons sont peu visibles, il y a diminution des phosphates terreux.

Alors que dans l'urine normale les phosphates terreux, sous forme d'un précipité blanc, se séparent ; si l'urine contient des matières colorantes anormales ; ils se déposent avec des couleurs diverses. Si l'urine contient de la matière colorante du sang, les phosphates terreux offrent une couleur rouge ou dichroïque ; s'il y a présence d'une matière colorante végétale, comme la rhubarbe, la séné, etc., les phosphates terreux sont colorés en rose-rouge, en rouge sang : les matières colorantes biliaires leur donnent une couleur jaune-brun, et avec l'uroérythrine ils paraissent gris.

Les phosphates terreux se séparent des urines alcalines, et l'on doit alors prendre de grandes précautions en opérant de façon à éviter un *dépôt* exagéré dû à ces phosphates. Il arrive en effet, parfois, qu'en réalité les phosphates sont *diminués*, tandis qu'en raison de la réaction de l'urine, un abondant dépôt en est constaté. La *possibilité de la précipitation des phosphates terreux par la chaleur seule*, est une cause d'erreur dans la recherche de l'albumine qui a déjà été étudiée. Il arrive en effet fréquemment et l'explication peut d'ailleurs être donnée par la supposition faite par le Dr Brett que les phosphates terreux sont maintenus en solution dans l'urine par l'acide carbonique, que la chaleur expulse, alors que les phosphates sont précipités. Il a toutefois été établi par le Dr Rees que les phosphates sont parfois maintenus en solution par le chlorure d'ammonium, sans pouvoir de même être précipités par la chaleur.

SIGNIFICATION CLINIQUE. — Les phosphates terreux sont augmentés dans l'urine dans les maladies des os surtout si celles-ci sont étendues comme dans l'ostéomalacie et le rachitisme, dans les arthrites rhumatismales chroniques, dans les maladies des centres nerveux et après les grandes fatigues de l'esprit : mais les phosphates terreux sont spécialement augmentés par l'alimentation et la boisson, quelques auteurs prétendant même que toutes les variations des phosphates terreux sont dues à cette cause. Dans les maladies des reins, au contraire, les phosphates terreux sont diminués. On trouve souvent les phosphates terreux déposés dans les cas de dyspepsie et de surmenage, mais ce fait est généralement occasionné par un simple changement dans la réaction de l'urine.

b. Les **Phosphates alcalins**, solubles dans l'eau et non précipités par l'ammoniaque ou les alcalis, forment la principale portion des phosphates urinaires, étant représentés en moyenne, d'après Breed, par 4 grammes en 24 heures. Neubauer, d'autre part, par les méthodes volumétriques d'analyses, n'en a pas trouvé plus de 2 grammes pour la même période de temps ; 4 grammes correspondant à 2 grammes d'acide phosphorique. Ils sont principalement formés de phosphate acide de soude, auquel je crois qu'il est possible qu'il s'ajoute des traces de phosphate de potasse. Le phosphate-acide de soude a été indiqué par Liebig comme cause de la réaction acide de l'urine.

DOSAGE APPROXIMATIF DES PHOSPHATES ALCALINS. — Pour doser d'une façon exacte les phosphates alcalins, il est nécessaire d'éliminer préalablement les phosphates terreux, ce qui est facile en les précipitant par l'ammoniaque et les séparant par la filtration. Pour une estimation approximative, toutefois, cela n'est point nécessaire, puisque d'abord ils sont en quantité comparativement faible, et que deuxièmement leurs variations sont très petites en l'état de maladie. Pratiquement, donc on les néglige, et ayant placé dans un verre à bec une quantité convenable d'urine, on fait glisser dessus environ un tiers de solution magnésienne. Tous les phosphates sont précipités en bloc et se déposent sous forme de flocons blancs neigeux. Si tout le liquide en réaction offre une *apparence trouble blanc-laiteuse*, les phosphates alcalins doivent être considérés comme présents en quantité normale ; si la masse est plus dense, d'apparence crêmeuse, c'est qu'ils sont augmentés. Si, en sens contraire, le liquide n'offre qu'un trouble clair, permettant distinctement la transmission de la lumière, les phosphates sont diminués.

ESSAI AU NITRATE D'ARGENT — Lorsqu'on ajoute à l'urine une solution de nitrate d'argent, elle donne un précipité jaune de phosphate et de chlorure d'argent. Tous les deux sont solubles dans l'ammoniaque, tandis que le phosphate d'argent est seul soluble dans l'acide nitrique, le chlorure ne l'étant pas. Si, ainsi, on ajoute quelques gouttes d'ammoniaque, ils disparaissent promptement. Si, maintenant, on verse de l'acide nitrique, juste de quoi saturer l'ammoniaque, le précipité apparaît de nouveau ; mais au moment où l'acide nitrique est en excès, le phosphate d'argent est redissous, tandis que le chlorure reste en suspension. Si de nouveau on réajoute assez d'ammoniaque pour neutraliser l'acide nitrique, le phosphate d'argent se représipite ; mais si l'on en ajoute en excès, le précipité tout entier, y compris les chlorures, est redissous.

Signification clinique des Phosphates alcalins. — Les phosphates alcalins de l'urine sont influencés principalement par la nourriture dont ils dérivent surtout ; le phosphore est aussi oxydé dans l'économie, et une petite portion des phosphates dérivent sans doute de la désintégration des tissus nerveux et musculaire. Toute suractivité du mouvement vital, comme dans les inflammations et les fièvres, tend à favoriser leur augmentation.

Diabète phosphatique. — Les recherches du professeur Tessier, de Lyon, et du docteur Charles-Henry Ralfe, de Londres, ont récemment appelé l'attention sur leur augmentation. La première forme décrite est une condition qui a été nommée diabète phosphatique, et dans laquelle il y a continuellement et successivement décharge de phosphates par l'urine, avec accompagnement de symptômes analogues à ceux du diabète sucré. Des cas de cette condition morbide, Teissier fait quatre groupes : 1° ceux observés dans certains troubles fonctionnels du système nerveux ; 2° ceux qui précèdent ou accompagnent certaines affections des poumons ; 3° ceux qui coexistent avec la glycosurie ou alternent avec elle ; 4° ceux qui se présentent dissemblablement des précédents. Dans 13 cas décrits par Ralfe, tous, excepté deux, se sont présentés chez des adultes hommes.

Les symptômes communs à tous, quoique variables selon les degrés, ont été l'amaigrissement, des douleurs rhumatismales, principalement dans le bas du dos et la région pelvienne, de la soif, la peau sèche, une tendance aux furoncles, l'appétit exagéré, sauf dans quelques cas où il y avait une obstination morbide au refus d'alimentation.

Procédé volumétrique de dosage de l'acide phosphorique. — Ce procédé est basé sur les faits suivants :

1° Lorsqu'une solution de phosphate acidulée par l'acide acétique est traitée par une solution de nitrate ou d'acétate d'urane, il se produit un *précipité* composé de phosphate d'urane.

2° Lorsqu'un *sel soluble d'urane* est ajouté à une solution de ferro-cyanure de potassium, il se développe un précipité en une coloration rouge-brun.

Les solutions nécessaires sont :

1° Une solution-étalon de phosphate de soude faite en dissolvant 65 grammes 35 de phosphate de soude ($Na^2 HPhO^4 + 12 H^2 O$) bien cristallisé, dans de l'eau distillée et ramenant la solution au litre ; 50 c.c. correspondent à 1 gramme d'acide phosphorique.

2° Une solution saturée de ferrocyanure de potassium.

3° Une solution d'acétate de soude, faite en dissolvant 100 grammes d'acétate de soude dans 100 c.c. d'acide acétique pur, et diluant avec de l'eau distillée jusqu'à 1000 c.c.

4° Une solution d'acétate d'urane (1), telle que 1 c.c. corresponde à 0 gr. 005 (ou 5 milligrammes) d'acide phosphorique.

Préparation de la solution d'acétate d'urane. — Dissoudre 20 gr. 30 d'oxyde jaune d'urane dans de l'acide acétique fort préalablement dilué avec de l'eau distillée, jusqu'à volume de 1 litre. Déterminer le titre de la solution en versant 50 c.c. de solution-étalon de phosphate de soude et 5 c.c. de solution d'acétate de soude dans une capsule, et en chauffant au bain-marie vers 90 à 100° C. On introduit alors la solution d'urane dans une burette et on la verse dans le mélange agité jusqu'à cessation du précipité. A ce moment on porte une goutte du mélange au contact d'une goutte de solution de ferrocyanure placée sur une plaque de verre dépoli au-dessus d'un réflecteur blanc, ou sur un morceau de papier à filtrer, imprégné de la solution de ferrocyanure. S'il ne se développe pas la coloration brun-rouge du ferrocyanure d'urane, on continue avec précaution l'addition de la solution d'urane jusqu'à ce que la réaction se produise. La quantité de liquide employée est alors mesurée, et comme elle est exactement correspondante à 1 gramme d'acide phosphorique contenu dans le phosphate décomposé, on peut calculer la quantité d'eau distillée devant être ajoutée, pour faire que 1 c.c. corresponde à 0,005 d'acide phosphorique.

MODE OPÉRATOIRE. — Prendre 50 c.c. d'urine, ajouter 5 c.c. de solution d'acétate de soude, et chauffer au bain-marie comme il a été dit précédemment. Garnir une burette de solution d'acétate d'urane, et la laisser goutter dans le mélange chauffé, en faisant de temps à autre l'essai au ferrocyanure. Le nombre de centimètres cubes employés multiplié par 0 gr. 005 donne le chiffre d'acide phosphorique contenu dans 50 c.c. d'urine, d'où l'on calcule la quantité des 24 heures.

(1) On peut substituer à ce réactif une solution de nitrate d'urane mais on préfère généralement l'acétate d'urane, parce que les sels ammoniacaux de l'urine le convertissent en nitrate. Les nitrate et acétate d'urane du commerce sont sujets à être altérés par l'oxyde d'urane. Le nitrate d'urane a l'avantage de se conserver mieux que l'acétate.

XX. Sulfates

Les sulfates rencontrés dans l'urine sont ceux de soude et de potasse, le premier étant le plus abondant. Leur quantité éliminée en 24 heures est de 3 à 4 grammes, correspondant à 2 grammes d'acide sulfurique.

Recherche et dosage approximatif. — La recherche se fait simplement avec des composés de la baryte qui donnent un précipité blanc de sulfate de baryte. Il faut ajouter au préalable à l'urine un peu d'acide, l'acide chlorhydrique par exemple, qui puisse maintenir en solution le phosphate de baryte, ou acidifier également au préalable la solution de chlorure de baryum. Si, ainsi, à une petite quantité d'urine mise dans un verre à réaction, l'on ajoute environ un tiers d'une solution de chlorure de baryum acidulée (une partie d'acide chlorhydrique pour huit parties et demie de solution barytique), et que l'on voit apparaître un trouble opaque, lactescent, c'est que la proportion des sulfates est normale ; si l'opacité est intense, et que par suite le mélange ait l'apparence et la consistance de la crême, les sulfates sont augmentés ; si, au contraire, le trouble est à peine apparent, et qu'il laisse passer facilement la lumière, les sulfates sont en diminution.

SIGNIFICATION CLINIQUE. — Les sulfates urinaires proviennent en partie de l'alimentation, en partie des tissus. Ils sont augmentés par l'ingestion des composés du soufre, de l'acide sulfurique et de ses combinaisons solubles, de même par un régime animal, et par toutes les causes qui produisent une suractivité des échanges tissulaires, comme les exercices violents, les inhalations d'oxygène, les mouvements fébriles et les fièvres. Leur plus grande augmentation a été observée dans la méningite, les inflammations cérébrales, le rhumatisme et les affections du système musculaire. La diète végétale seule les diminue.

Procédé volumétrique de dosage de l'acide sulfurique. — Ce procédé est sous la dépendance de ce fait principal, qu'une solution de chlorure de baryum donne un précipité avec une quantité déterminée d'urine, tant qu'il existe de l'acide sulfurique présent ; et ensuite qu'un échantillon d'urine acidulée par l'acide chlorhydrique, et ainsi traitée, offre un point neutre de réaction se produisant, lorsqu'on la filtre, par l'absence de toute opacité si l'acide sulfurique a été entièrement précipité par la solution de chlorure de barym. Dans un tel liquide, nous supposons avoir en balance exacte du chlorure de potassium, du chlorure de baryum et du sulfate de potasse. Si maintenant l'on vient à ajouter soit du chlorure de baryum, soit du sulfate de potasse, il y a décomposition nouvelle et précipitation de sulfate de baryte.

Les solutions employées sont :

1° Une solution de chlorure de baryum concentrée, de manière que 1 c.c. puisse exactement précipiter 12 milligrammes 25 d'acide sulfurique (SHO^4), ou 10 milligrammes de SO^3, et préparée en dissolvant dans l'eau 30 grammes 50 de chlorure de baryum deux fois cristallisé, et diluant à 1 litre.

2° Une solution de sulfate de potasse, telle que 1 c.c. $= 12$ milligrammes d'acide sulfurique (SHO^4), ou 10 milligrammes de SO^3, et qui se prépare en dissolvant 21 grammes 775 de sulfate de potasse chimiquement pur, pulvérisé et desséché à 100° C., dans de l'eau jusqu'à dilution à 1 litre.

MODE OPÉRATOIRE. — Prendre 100 c.c. d'urine, l'aciduler avec 2 0 ou 30 gouttes d'acide chlorhydrique, et la chauffer au bain-marie. Lorsqu'elle bout, faire couler d'une burette de 5 à 8 c.c. de la solution de chlorure de baryum. Après refroidissement, si le liquide devient rapidement clair, ajouter un ou deux autres centimètres cubes de la solution de chlorure de barym, chauffer de nouveau et filtrer 10 à 12 gouttes d'urine dans un petit tube à essai, ajouter un peu de solution de chlorure de baryum et observer si oui ou non un précipité se produit. Si aucun précipité ne se produit, ajouter à une autre portion d'urine filtrée quelques gouttes d'une solution de sulfate de potasse, qui nous indiquera s'il y a eu addition ou non d'un excès de chlorure de baryum. Si, toutefois, la solution de chlorure de baryum produisait un précipité dans la portion d'urine prélevée pour l'essai, on reverserait cette dernière dans le vase à précipiter, et l'on ajouterait une nouvelle quantité de la solution, en la proportionnant à l'intensité de la réaction qui s'était produite dans le tube à essai ; et cette manière de faire serait répétée jusqu'à ce qu'il ne se produise plus de précipité avec la baryte, et jusqu'à ce qu'un trouble très faible ait lieu par addition de sulfate de potasse au mélange filtré. Si cette dernière produisait une réaction intense, et que l'on ait employé 12 c.c., nous saurions alors que le point d'arrêt doit être compris entre 11 et 12, et le procédé serait répété, en partant de 11 c.c., et en agissant avec beaucoup de précaution, ajoutant seulement le réactif par fraction de 1|10 de centimètre cube, jusqu'à ce que le point juste soit trouvé, d'où l'on tire ensuite le calcul du poids de sulfates correspondant.

DEUXIÈME PARTIE

DÉPOTS URINAIRES

Remarques préliminaires. — Dépôts secondaires

Il a déjà été dit que l'urine strictement normale et fraîchement émise offrait une réaction *acide*, et ne contenait aucun sédiment, sinon quelques flocons de mucus se déposant peu à peu au fond du récipient et formés de quelques corpuscules muqueux auquel sont parfois joint des cellules épithéliales. Mais l'urine vient elle à être alcaline, comme cela à lieu 3 ou 4 heures après les repas, elle est plus ou moins louche au moment ou elle est émise et forme un dépot très net et floconneux de phosphates terreux précipités qui peut occuper un volume assez considérable du flacon. A l'examen microscopique on y trouve des granulations amorphes qui disparaissent par addition d'une goutte ou deux d'un acide quelconque.

Cependant une urine réellement normale peut aussi dans le même temps, former des dépots résultant d'un changement de réaction. Et ces dépots, différant de nature selon la réaction, doivent être parfaitement connus de ceux qui étudient cette urine car ils ne doivent pas être interprétés comme ceux résultant de toutes autres causes.

1° L'urine normale, complètement exempte de sédiment, et plus spécialement maintenue à une température normale, peut en effet offrir un précipité de matières granuleuses et amorphes, facilement solubles à chaud, qui est surtout composé d'urates acides de potassium, de sodium, et d'ammonium mélangés parfois avec quelques urates de chaux et de magnésie. Au bout de peu de temps ce dépôt amorphe est remplacé par des cristaux rhombiques d'acide urique, présentant une coloration rouge-jaune. Ceux-ci sont parfois associés avec des cristaux octaédriques d'oxalate de chaux.

L'explication donnée par Scherer de ce fait est que ces dépôts résultent d'une fermentation intérieure *acide*, dans laquelle, par suite de l'action du mucus de la vessie agissant comme ferment, il se forme des acides *lactique* et *acétique* en dehors des matières colorantes. Ces acides s'emparent d'une partie des bases des urates alcalins, produisent tout d'abord les urates acides insolubles prénommés et qui se déposent ; puis absorbant de nouveau l'autre partie des bases de ces urates acides les transformant en un sédiment d'acide urique cristallin.

Parmi les produits favorisant encore cette fermentation acide spéciale de l'urine, on a signalé les spores de la *torula cerevisiæ,* et les fongus vésicaux ; ceux-ci se présentent sous forme de cellules petites et transparentes. Toutefois, les preuves d'une pareille fermentation font défaut.

Voit et Hoffmann (1) ont donné, de la façon dont ces dépôts se formaient, une explication plus satisfaisante. Les auteurs attribuent, en effet, au phosphate acide de soude la décomposition des urates basiques, un excès d'acide phosphorique prenant la place des acides acétique et lactique dans la théorie de cette fermentation, et décomposant les urates neutres en formant des produits secondaires analogues. Et l'on a la preuve de la réalité de cette théorie, comme résultats identiques, en ajoutant du phosphate acide de soude à une solution d'urates basiques. L'étendue de la réaction, comme la durée du temps nécessaire à l'accomplir, dépendent de la proportion de phosphate acide employé. Il est possible ainsi que cette réaction se passe au moment de la sécrétion urinaire rénale, et qu'elle se continue dans la vessie, occasionnant ces dépôts d'urates acides et d'acide urique qui apparaissent sous forme de « gravelle » ou de « poussière » immédiatement à l'émission. Ces conditions doivent être considérées comme pathologiques. Selon les mêmes auteurs, une action rapide du phosphate acide de soude détermine la précipitation de l'acide urique sous la forme « amorphe », tandis qu'une action lente le sépare à l'état cristallin ; la réaction plus rapide ayant elle-même pour cause une séparation plus abondante du phosphate acide de soude, ou une plus grande concentration de l'urine.

Dans le cas de ces modifications physiologiques, l'acidité de l'urine peut être diminuée ; elle peut même être neutre ou encore alcaline par suite du phénomène que nous allons décrire sous le nom de fermentation alcaline.

2° Au bout d'un temps plus ou moins long, de durée variable selon la concentration du produit et l'élévation plus ou moins grande de la température, on voit se produire une *fermentation* dite *alcaline*, qui est bien une réelle fermentation. Elle résulte d'une décomposition dûe au mucus, et aussi à un ferment qu'a décrit Van Tieghem (2) et qui réagit comme une petite torulacée ; ce ferment a la forme d'une cellule pavimenteuse qui se multiplie par bourgeons ; l'on ne le trouve pas à

(1) Neubauer et Vogel. « Analyse des Harns », Vi Aufl. 1872, p. 113 ; From Zeitschrift für Analyt. Chemic. Bd, 7, p. 397.

(2) Neubauer et Vogel. « Analyse des Harns ». Vi. Auflage, 1872, p. 110 et 130.

la surface de l'urine, mais dans sa masse ou sur les parois du vase ou récipient sur lesquelles il se dépose avec les éléments salins sous forme de sédiment. Dans cette fermentation, l'on voit l'urée se convertir en carbonate d'ammoniaque, ainsi qu'il a été déjà expliqué, par addition de deux équivalents d'eau (1). Par suite de cette transformation, l'urine devient fortement alcaline, et par suite il se produit un changement dans les caractères du sédiment formé. En effet, comme du fait de cette réaction l'urine devient neutre ou même faiblement alcaline, les cristaux d'acide urique se dissolvent, perdent leur forme au point de ne plus être reconnaissables, et à peine peut-on en trouver des fragments adhérents à des cristaux prismatiques d'urate de soude ou à des sphères noires d'urate d'ammoniaque. En même temps que la réaction devient alcaline, et que l'acide urique disparaît, il se forme et des granulations amorphes de phosphate de chaux, et de beaux prismes triangulaires (cristaux dits en couvercle de cercueil), avec toutes leurs modifications de phosphate triple d'ammoniaque et de magnésie, enfin des sphères opaques noires et hérissées de spicules d'urate d'ammoniaque. On trouve ainsi alors les sphères du ferment en même temps que des millions de bactéries légèrement mobiles, et des agglomérations granuleuses recouvrant des fragments de matières organiques, enfin parfois des infusoires allongés se mouvant d'une façon nette sous le champ du microscope, avec une grande rapidité. Habituellement, toutefois, l'état intermédiaire passe inaperçu, et le dernier que nous avons décrit comme ferment alcalin est seul constaté. Une telle urine a une odeur ammoniacale et putride, elle est trouble par suite des phosphates de chaux et des bactéries qu'elle tient en suspension, et elle forme par le repos un dépôt abondant.

Il arrive parfois aussi que de telles modifications se passent dans le corps même, soit dans les bassinets rénaux, soit dans la vessie. Mais ces conditions doivent être considérées comme pathologiques et résultant constamment de l'une ou de l'autre de deux raisons : la première, celle d'un calcul ou de gravelle urique avec suppuration ; la seconde, d'un phénomène d'irritation et d'inflammation, plus particulièrement localisé à la vessie, et dû, soit à une obstruction par une pierre, soit à un rétrécissement ou à une affection maligne. De récentes observations ont aussi montré que des germes dits « fungus » pouvaient être rencontrés dans des cas analogues, et qu'ils devaient être considérés comme cause du phénomène décrit de la fermentation alcaline ; des germes auraient été introduits par l'emploi de sondes, cathéters ou instruments analogues imparfaitement nettoyés.

(1) Une explication du délai qu'offre la production de ce phénomène est basée sur le temps reconnu nécessaire à la multiplication des spores, causes de cette fermentation. Si les infusoires se développaient simultanément, l'urée serait plus rapidement transformée, et la surface de l'urine serait bientôt recouverte d'une végétation microscopique (mildew), et alors l'urine pourrait conserver la réaction acide par suite du défaut d'accès de l'oxygène, dont la présence est nécessaire aux spores pour leur grossissement et leur multiplication.

Ayant établi les préliminaires relatifs aux causes *rationnelles* de la formation de la plupart des sédiments urinaires, nous allons les étudier en détail, en commençant toutefois par les

Substances étrangères trouvées dans l'urine.

Ces substances sont très diverses et peuvent comprendre tous les produits susceptibles de se rencontrer dans les vases qui renferment les urines. Les plus communes sont les fibres de coton et de lin, les poils des couvertures, la laine filée, la laine, les cheveux humains, les poils de chats, des éclats de bois, des globules graisseux, des grains d'amidon, des fragments de feuilles de thé, de la mie de pain, etc. Les étudiants doivent se familiariser avec les caractères microscopiques de ces différentes substances, parce qu'ils sont susceptibles de les rencontrer dans l'urine.

Des *stries* et des *lignes* peuvent aussi se produire dans le verre et amener des erreurs pour les débutants s'ils ne sont pas bien guidés et surtout s'il existe des matières colorantes en proportion supérieure à la normale. Souvent, en effet, il y a cause d'erreur par des marques pigmentées que l'on trouve sur les parois du verre et que décrivent fréquemment les observateurs sous le nom de *flocons pigmentés ;* ce sont de petites dépressions ou des stries qui existent dans le verre et qui proviennent de l'oxyde de fer employé pour polir le verre. Leurs vrais caractères ont été mis en évidence par le Dr J. G. Richardson, de Philadelphie.

Classification des dépots urinaires

De nombreux efforts ont été faits pour classer sur différentes bases les sédiments urinaires ; et ces bases ont surtout été établies sur leurs caractères organoleptiques, tels que le volume, la couleur, la densité, etc.; ou encore en égard à leur nature et leur origine, comme l'organisation ou la non organisation, la cristallisation ou l'état amorphe ; enfin aussi sur la réaction de l'urine dans laquelle ces sédiments sont rencontrés.

La division la plus simple est celle de *sédiments figurés* ou *organisés* et non *organisés* ; le dernier de ces groupes se subdivisant lui-même en sédiments cristallins et sédiments amorphes, de telle sorte, l'on peut les séparer d'une façon générale en classes naturelles ainsi qu'il suit :

SÉDIMENTS NON ORGANISÉS

I. Acide urique (cristallisé).

II. Composés de l'acide urique
$\begin{cases} a. & \text{Urate acide de soude (amorphe et parfois cristallisé).} \\ b. & \text{Urate acide de potasse (amorphe).} \\ c. & \text{Urate acide de chaux (amorphe).} \\ d. & \text{Urate acide d'ammoniaque (cristallisé).} \end{cases}$

III. Oxalate de chaux (cristallin).

IV. Phosphates terreux
  { *a.* Phosphate ammoniaco-magnésien (cristallin).
  { *b.* Phosphate de chaux (amorphe et cristallin).

V. Carbonate de chaux (cristallin).

VI. Sulfate de chaux.

VII. Leucine et tyrosine (cristallins).

VIII. Cystine (cristallin).

SÉDIMENTS FIGURÉS

I. Mucus et pus.

II. Epithélium.

III. Sang.

IV. Cylindres.

V. Spermatozoaires.

VI. Champignons et infusoires.

VII. Eléments anatomo-pathologiques.

VIII. Entozoaires.

SÉDIMENTS NON ORGANISÉS

I. Acide urique

L'acide urique se présente sous forme de sédiment peu volumineux déposé au fond du récipient ou adhérant parfois aussi aux parois du verre. Les cristaux isolés sont assez volumineux pour être perceptibles directement à la vue, et leur agrégation forme fréquemment des masses assez importantes pour recevoir les noms caractéristiques de « sable » ou de « gravelle » ou de « graines de poivre rouge ». Cette dernière expression est basée sur le fait de la coloration *rouge* ou *rouge-jaune* que présentent les cristaux d'acide urique de l'urine.

Ces cristaux ne se montrent bien que dans l'urine acide, soit primitivement, soit par fermentation secondaire, ou encore dans les urines concentrées pour une cause quelconque, ou enfin encore dans les cas pathologiques d'augmentation de l'acide urique dus à des défauts d'oxydation ou d'assimilation.

DESCRIPTION. — Les formes typiques des cristaux d'acide urique sont des rhombes à *quatre pans* et des tables à *six côtés*. Mais il est relativement rare d'observer ces formes types, la dernière surtout, et les angles de la première sont généralement arrondis, de telle sorte que les cristaux affectent plutôt la forme d'un ovoïde ou celle d'une « pierre à aiguiser » de dimensions très différentes, souvent visibles avec

200 ou 300 diamètres au microscope, ou parfois susceptibles d'être observés à l'œil nu. En dehors de ces formes régulières on trouve souvent de l'acide urique cristallisé en forme de barillet, d'enveloppe de lettre, de lance, d'éventail, ou de peignes dentelés ou à deux côtés, de prismes à quatre faces avec des surfaces planes therminales, de « sabliers » et autres formes encore. Communément on pourrait dire que ces « sabliers » d'acide urique ressemblent à des aigrettes étranglées en leur milieu. Ces formes diverses de cristaux d'urique sont faciles à reconnaître et dérivent toutes du type primitif. Les cristaux d'acide urique, dont nous venons de parler, sont *presque toujours* colorés et peuvent ainsi généralement se distinguer des autres dépôts. Le Dr Beale a établi que dans deux ou trois circonstances morbides seulement ces cristaux étaient incolores, et j'ai parfois rencontré de tels cristaux. On rencontre des cristaux d'acide urique isolés, mais le plus souvent ils sont agglomérés et forment de belles rosaces en présentant d'autres modes d'agrégation assez volumineux pour être sensible à l'œil nu — telles, par exemple que des « graines de poivre rouge » déjà décrits, — qui sont douloureux lors de leur passage à travers les metères.

Recherche de l'acide urique. — Il est rare qu'un dépôt cristallin offre des caractères douteux surtout par rapport à l'acide urique ; mais en tous cas on peut le déterminer à cet égard de la façon suivante :

L'acide urique est insoluble dans l'eau froide ou chaude ; il est facilement soluble dans les alcalis, potasse, soude, ammoniaque ; et si une telle solution est traitée par un excès d'acide acétique, en peu de temps il s'en dépose un sédiment cristallin et typique sous forme de pierres à aiguiser.

2° On peut encore placer le sédiment sur une plaque de verre, et lui faire subir la réaction de la murexide, ainsi qu'il a été expliqué précédemment.

Les cristaux d'acide urique en forme de « sabliers » que l'on rencontre parfois peuvent se distinguer de la même forme cristalline affectée par l'oxalate de chaux au moyen des caractères suivants : leur couleur foncée et leur solubilité dans les alcalis.

II. Composés de l'acide urique

a. Urate de soude. — Ce corps ordinairement amorphe se présente parfois sous une forme cristalline. Selon Bence Jones, il forme toujours la partie la plus importante des sédiments pulvérulents, denses, diversement colorés et généralement déposés sous forme de flocons des urates mixtes connus sous le nom de « dépôts briquetés » ou sédiments « postérieurs ». Le degré de coloration de ces sédiments dépend de la teinte primitive de l'urine ou ils se forment. Dans les urines pâles d'un poids spécifique faible de 1010 à 1014, les sédiments qui se séparent sont généralement *blancs,* lents à se former, et produisent parfois un trouble opaque résultant de leur suspension dans le liquide, enfin ils disparaisent vivement par application de la chaleur. Dans les urines de couleur ambrée, d'une densité d'environ 1018, les urates déposés offrent une couleur fauve. Dans les urines fortement colorées et d'un poids spécifique élevé, l'on observe généralement un sédiment « briqueté ». Les sédiments d'urate acide de soude se rencontrent dans les urines acides ou dans celles dont la fermentation acide ne vient que de commencer sans s'être opérée suffisamment pour saturer les bases de telle sorte et pour occasionner la précipitation de l'acide urique sous la forme cristalline. On les rencontre également dans les urines concentrées au delà de la normale pour une cause quelconque, ou lorsque la température du corps dépasse 37° C. ; ou enfin dans les cas d'oxydation ou d'assimilation défectueuses.

DESCRIPTION. — Le plus souvent l'urate de soude se dépose sous forme de fines granulations amorphes que rien ne distingue des autres matières amorphes granuleuses et l'on doit donc avoir recours à une réaction chimique pour le déterminer. En adhérant aux stries muqueuses l'urate acide de soude déposé sous cette forme granuleuse donne à ces corps l'apparence de cylindres finement granulés qu'avec de l'expérience on peut distinguer, mais sur les comptes desquels il peut se commettre des erreurs. Par l'application de la chaleur, ou l'addition d'une goutte d'acide acétique l'illusion se dissipe promptement. Ces granulations d'urate acide de soude forment aussi parfois de larges plaques, ou de petites sphères hérissées de spicules qui ont parfois été considérés (G. Bird, Beale) comme formés d'acide urique. Par des procédés nouveaux et détournés, il a toutefois été démontré par Hassall et Thudichum que les spicules étaient bien composés d'urate de soude. Un de ces procédés de démonstration quant à la nature en urate de soude de ces *spicules* admis par Thudichum, est leur solubilité dans l'eau. Comme modification à cette dernière forme l'on doit probablement considérer les cristaux étoilés irréguliers que le Dr Beale a décrit, dans l'urine des malades atteints de péritonite. Mais quelle que soit soit la valeur des procédés directs ou détournés que l'on a pu employer pour déterminer la nature de ces spicules, ils sont considérés par tous les auteurs allemands (Neubauer et Vogel, Hoffmann et Ultzmann) comme des formes cristallines de *l'urate d'ammoniaque,* et pour ma part j'incline dans ce sens, car les cas ou on les rencontre sont toujours ceux de fermentations acides ou alcalines d'une part, et d'autre part ils apparaissent aussi lorsqu'on ajoute de l'ammoniaque à l'urine, en même temps qu'ils sont accompagnés de phosphate ammoniaco-magnésien. Cependant pour quelques sphérules apparaissant parfois dans les urines à réaction acide, sans qu'il soit possible que l'ammoniaque soit présente, je tends à les croire formés d'urate de soude.

L'on trouve aussi mais rarement l'urate de soude sous forme de « sabliers » à extrémités striées et larges comme ceux des cristaux semblables d'acide urique, mais plutôt sous une modification de cette forme présentant des extrémités aciculées et isolées (atlas d'Hoffmann et Ultzmann). Vu de côté la moitié d'un de ces « sabliers » ressemble à un éventail.

Dans les mêmes circonstances, en dehors de tout acide et au commencement de la fermentation alcaline, l'urate de soude précipite sous forme de cristaux prismatiques nets groupés en masses étoilées.

b. Urate acide de potasse. — Ce corps est également amorphe, très soluble et apparaît dans ces mêmes circonstances que l'urate de soude avec lequel il constitue les urates mixtes.

c. Urate acide de chaux. — Ce produit est rare et toujours en petites quantités. Il ressemble à une poussière amorphe et fait partie des urates mixtes. Il est difficilement soluble dans l'eau, et l'on reconnaît qu'il a la chaux pour base à ce qu'il laisse un résidu de carbonate de chaux par calcination.

d. Urate acide d'ammoniaque. — Ce corps, en dehors de sa part de formation des urates terreux amorphes, cristallisé en même temps que le phosphate ammoniaco-magnésien dans les urines présentant un commencement de fermentation alcaline. Ce n'est que dans l'urine que l'on peut le rencontrer.

DESCRIPTION DE L'URATE D'AMMONIAQUE. — Les cristaux se présentent sous forme de masses unies et de sphérules en forme de « poires aciculées » qui servent à les distinguer plus spécialement, les sphérules sont solubles dans l'eau chaude, se disolvent dans l'acide chlorhydrique et tous autres acides en donnant des cristaux d'acide urique. L'addition de potasse ou de soude en développe une odeur ammoniacale, et ils donnent la réaction de la murexide avec l'acide nitrique et l'ammoniaque.

Recherche des urates acides. — Bien que les urates acides soient moins solubles que les urates neutres, puisqu'ils exigent 124 parties d'eau bouillante et 1150 parties d'eau froide, on peut facilement à l'aide de la chaleur les dissoudre en les plaçant sur une plaque de verre ou dans un tube à essai. Les alcalis tels que la soude, la potasse les dissolvent également, traités par l'acide nitrique, l'acide chlorhydrique ou l'acide acétique (l'action de ces acides se fait mieux lorsqu'ils sont dilués que concentrés), ils se dissolvent en donnant postérieurement lieu à une cristallisation d'acide urique. Ils donnent également la réaction de la murexide.

III. **Oxalate de chaux.**

PRÉSENCE. — On rencontre très fréquemment des cristaux d'oxalate de chaux dans l'urine acide et le plus souvent aussi les cristaux sont accompagnés de cristallisations d'acide urique, mais on peut encore en trouver dans les urines alcalines avec présence simultanée de triple phosphate. L'oxalate de chaux est particulièrement abondant dans l'urine après absorption de rhubarbe, après usage de tomates ou autres plantes comestibles renfermant de l'acide oxalique. Il n'existe aucun moyen en dehors de l'examen microscopique pour déceler l'oxalate de chaux dans l'urine des malades. La première édition de ce livre décrivait le suivant : « L'oxalate de chaux ne forme jamais de dépôt appréciable à l'œil nu, et le plus souvent les cristaux se trouvent réunis au fond du verre, mais engagés au milieu des flocons de mucus qui flottent vers le fond du récipient plutôt qu'occupant cette partie proprement dite ».

De récentes et nombreuses observations m'ont convaincu que dans quelques cas que la totalité de masses d'aspect trouble, ressemblant à des mucus, étaient formés d'oxalate de chaux.

Aspect. — L'oxalate de chaux présente deux formes cristallines, l'une en octaèdre l'autre en sabliers. L'aspect de la première est parfois différente selon que les cristaux sont vus dans le sens de leur longueur ou de leur largeur. On peut dire qu'ils se composent de deux pyramides à quatre pans jointes à leurs bases, et lorsqu'ils se présentent à la vue dans leur plus long diamètre ils sont ainsi aisément reconnaissables au microscope. Lorsqu'au contraire on ne les voit que dans l'autre sens, leur apparence caractéristique et celle de carrés croisés obliquement par deux lignes brillantes, et si les cristaux sont très petits ils ressemblent à des carrés présentant un point brillant à leur centre — cet aspect caractéristique permet d'apprendre rapidement à les reconnaître quelque soit l'exiguité de leurs dimensions. Ces cristaux se groupent souvent en amas de trois, quatre ou plus, sont alors très adhérant et forment de petits cristaux microscopiques.

La forme en sabliers, que l'on rencontre toutefois plus rarement, est très-caractéristique ; nous avons bien parlé précédemment de formes cristallines analogues présentées par l'acide urique et l'urate d'ammoniaque, mais pour l'un comme pour l'autre de ces produits l'aspect est différent des cristaux en « sabliers » d'oxalate de chaux. En plus de ces formes types, on peut encore rencontrer quelques cristallisations secondaires en masses rondes ou ovales, avec des centres noirs ou brillants, et aussi avec des parties concaves à la base indiquant une forme transitoire de celle en « sabliers ». Les cristaux en « sabliers » sont aussi quelquefois agglomérés, et forment des calculs microscopiques, indiquant une tendance à la formation de calculs véritables.

Caractères chimiques. — La forme des cristaux d'oxalate de chaux est tellement caractéristique que l'on a rarement l'occasion d'avoir recours à un examen chimique pour les déterminer. Les seules formes cristallines avec lesquelles ils peuvent parfois être confondus sont certains types anormaux de triple phosphate. On trouve alors de petits cristaux, modification du prisme triangulaire type avec extrémités taillées en biseau, avec corps prismatique très court, tellement court qu'il paraît manquer, de sorte que l'on voit deux extrémités triangulaires très rapprochées l'une de l'autre et formant un cristal semblable aux octaèdres d'oxalate de chaux. Toutefois leur nature peut être mise en doute du fait de la présence des cristaux plus grands les entourant, parmi lesquels aucun ne se trouve isolé. De plus les cristaux sont rapidement dissous par l'acide acétique, tandis que l'oxalate de chaux est complètement insoluble dans cet acide. Les octaèdres d'oxalate de chaux sont encore à peu près insolubles dans l'eau, les alcalis, les acides végétaux, l'acide acétique compris, mais ils sont solubles dans les acides minéraux. Les « sabliers » après action prolongée de l'acide acétique perdent leur matière cristalline, en abandant une sorte de charpente qui réprésente la forme originale de ces cristaux. Ce fait explique, par suite, la forme de cette cristallisation. M. Raincy et d'autres observateurs ont constaté que la présence des matières organiques, comme le mucus, intervenaient d'une manière régulière sur la cristallisation de l'oxalate de chaux.

Les « sabliers » d'oxalate de chaux peuvent aisément se distinguer de ceux d'acide urique ou d'urates par la solubilité de ces derniers dans les alcalis.

D'après Neubauer, le phosphate acide de soude jouit de la propriété de précipiter les solutions froides d'oxalate de chaux, et en partant de ce principe, cet auteur donne une méthode permettant d'extraire ce corps en solution dans l'urine ; au moyen de cet agent (1), l'oxalate de chaux en solution peut être décelé de la manière suivante, d'après Neubauer (2) :

On traite 400 ou 600 c.c. de liquide par le chlorure de calcium en solution, on sursature par l'ammoniaque et on redissout le précipité sans l'acide acétique. Après 24 heures on place sur un filtre le précipité, qui est formé et qui contient presque toujours de l'acide urique, on le lave à l'eau, puis on le traite par quelques gouttes d'acide chlorhydrique. Ce dernier réactif dissout l'oxalate de chaux, et laisse l'acide urique sur le filtre. Dans un tube à essai on dilue alors le filtratum avec 15 c.c. d'eau, et au moyen d'une pipette on couvre le tout avec précaution d'une quantité suffisante d'ammoniaque diluée. Les deux liquides se mélangent peu à peu par le repos et au bout de 24 heures l'oxalate de chaux se trouve précipité au fond du récipient sous forme d'octaèdres d'une grande beauté et que l'on peut étudier au moyen du microscope.

Neubauer dit avoir pu de cette manière et en peu de temps, obtenir une quantité considérable d'oxalate de chaux bien que primitivement aucun sédiment de cette nature n'ait été constaté dans les urines. Toutefois, dans d'autres cas, avec l'urine normale il a obtenu des résultats négatifs, de sorte qu'il se dit incapable de décider si l'oxalate de chaux doit être considéré comme un principe normal ou anormal de l'urine.

Sources de l'oxalate de chaux urinaire. — Il n'est pas douteux que *l'acide oxalique* sécrété de temps à autre par les reins, rencontrant immédiatement des sels de chaux, base pour laquelle il a une grande

---

(1) Cutler's American Traslation of the seventh édition of Neubauer and Vogel. p. 167.

(2) Ibid. p. 168.

affinité, ne forme ainsi les cristallisations dont nous venons de parler : souvent, en effet, les tubes urinifères du rein et les cylindres épithéliaux contiennent des cristaux octaédriques ou en sabliers. Scunck a essayé de démontrer que l'oxalate de chaux se formait par décomposition de l'oxalate d'ammoniaque, mais Neubauer dit que l'oxalate d'ammoniaque est converti en carbonate d'ammoniaque. D'autres auteurs comme Owen Rees, Aldrige de Dublin, et Frerichs pensent que l'oxalate de chaux provient de la décomposition de l'acide urique et des urates.

Ces expérimentateurs ont même essayé de le démontrer, et de fait, il ne fait aucun doute que dans certains cas l'oxalate de chaux apparaît dans l'urine assez longtemps seulement après l'émission. Deux sources peuvent donc être admises, l'une organique et l'autre extérieure.

Signification clinique. — Il n'existe aucune maladie à laquelle l'oxalate de chaux soit associé d'une façon particulière, et l'on ne peut dire que les dépôts de cette nature soient le résultat d'un état pathologique. On trouve, en effet d'abondants sédiments oxaliques dans les urines de personnes paraissant d'une santé parfaite. En sens contraire, il apparaît dans les troubles de l'assimilation, et souvent les dyspeptiques offrent des urines à dépôts d'oxalates de sorte que l'on doit plutôt considérer ces produits comme un résultat que comme une cause de la maladie.

Lorsqu'il existe des symptômes de calcul rénal descendant du bassinet et qu'il est rencontré de l'oxalate de chaux dans l'urine, et plus particulièrement encore lorsque cet oxalate est aggloméré, on peut le considérer comme l'élément de la formation de la pierre. Malheureusement, il n'arrive pas toujours que l'on constate la présence d'un sédiment lors de la descente d'un calcul, de sorte que ne pouvant pas toujours déterminer sa capture, celle-ci reste ignorée. On doit, cependant, toujours procéder à un examen minutieux de l'urine dans la colique néphrétique dans le but d'y chercher un renseignement plausible qu'elle peut parfois fournir, spécialement pour la lithiase urique, lorsque ledit acide urique se rencontre dans le sédiment.

IV. Phosphates terreux

ASPECT. — Les dépôts de phosphates terreux se rencontrent seulement dans les urines faiblement acides ou alcalines, et sont d'autant plus abondants que la fermentation est plus prononcée. A l'œil nu, ils se montrent sous forme de dépôts opaques, floconneux et blancs, à moins qu'ils ne soient accompagnés de sang, lequel les teinte alors plus ou moins. L'urine peut aussi être rendue trouble par suite de la présence de phosphate de chaux amorphe en suspension ; et elle est alors souvent mais non fatalement ammoniacale et d'odeur fétide. Ces dépôts sont plus spécialement abondants dans les urines des affections irritatives de la vessie, et parfois aussi dans les maladies de la moëlle épinière par suite de la paralysie de la vessie et de la rétention urinaire en résultant.

Les phosphates terreux comprennent le *triple phosphate* ou phosphate ammoniaco-magnésien, et le *phosphate de chaux*.

a. Phosphate ammoniaco-magnésien ($MgAzH^4PhO^4 + 6H^2O$).

— Ce sel, encore dénommé triple pho·phate, se dépose à l'état de cristaux, dont la forme-type est celle de prismes triangulaires avec extrémités tronquées ; caractères en assurant facilement la recherche. En outre de cette forme cristalline, il en existe une infinité de variétés, les groupes comprenant un ou plusieurs angles et le corps des cristaux étant plus ou moins raccourcis. C'est parmi ces formes que l'on trouve les cristaux dont nous avons précédemment montré la confusion possible avec l'oxalate de chaux. Les cristaux de triple phosphate sont aussi groupés en aiguilles réunies sous forme de plumes, qui se convertissent graduellement en prismes, ce qui montre qu'elles ne sont que des formes intermédiaires.

b. Phosphate de Chaux (Amorphe $= Ca^3 (Pho^4)^2$ — cristallin $= CaHPho^4$).

— C'est surtout sous la forme amorphe et dans les mêmes circonstances que le triple phosphate que l'on rencontre le phosphate de chaux. Toutefois, il se dépose fréquemment de l'urine normale, dans laquelle il est tenu en solution durant la réaction acide par le phosphate acide de soude ou l'acide carbonique, ou par les deux produits réunis. Lorsque la réaction acide vient à manquer, comme cela a lieu trois ou quatre heures après le repas, il se produit un dépôt abondant de phosphate de chaux que l'ébullition augmente. Dans d'autres circonstances, une urine offrant la réaction acide et soumise à l'ébullition vient-elle à perdre son acide carbonique, c'est une nouvelle cause de précipitation de phosphate de chaux. Ces dépôts sont une cause d'erreur possible, a-t-on dit, dans la recherche de l'albumine, mais ils disparaissent promptement par addition d'acides. La couleur du phosphate de chaux isolé est blanc-neige, comme celle du triple phosphate, mais quelquefois jaune.

Il n'est pas rare de trouver dans les dépôts urinaires du *phosphate de chaux à l'état cristallin,* soit qu'il soit seul, soit qu'il accompagne du triple phosphate. On en trouve aussi dans l'urine à réaction acide faible, mais très disposée à subir la fermentation alcaline. La présence du phosphate de chaux cristallin semble particulière à certains sujets, et Hoffmann et Ultzman ont montré que les personnes en parfait état de santé ont dans leurs urines, pendant les mois d'été, et presque journellement, des dépôts de phosphate de chaux cristallin. Il est fréquemment associé à des cristaux octaédriques d'oxalate de chaux.

RECHERCHE. — Les cristaux isolés de phosphate de chaux sont dits en *forme de coins* ou encore *côniques,* mais avec, toutefois, de grandes variétés. Mais le trait caractéristique de leur groupement consiste en des rosettes circulaires, dans lesquelles les pointes des nombreux cristaux forment un point central. On rencontre encore le phosphate de chaux sous forme de sphères ou de sabliers. D'après le docteur Beale, ces dernières se formeraient en décomposant le mucus, non-seulement à la surface du réservoir urinaire, mais encore à la surface d'autres muqueuses, comme celle de la vésicule biliaire.

CARACTÈRES CHIMIQUES. — Les phosphates terreux sont d'une façon générale dissous par les acides, tandis que les alcalis et la chaleur les précipitent contrairement à l'acide urique et aux urates que ces agents dissolvent. Les petits cristaux de triple phosphate, qui ressemblent à l'oxalate de chaux, sont aisément solubles dans l'acide acétique, contrairement aux octaèdres d'oxalate que ce réactif laisse inaltérés. Il serait donc difficile de confondre l'acide urique avec les phosphates puisqu'il se caractérise dans l'urine par une réaction différente ; toutefois s'il fallait distinguer les premiers, on se rappellerait qu'ils se dissolvent en effet facilement dans les alcalis tandis que les derniers y sont insolubles. De plus, la réaction de la murexide spéciale à l'acide urique n'est point obtenue avec les phosphates.

V. Carbonate de Chaux

Ce corps se dépose rarement dans l'urine humaine, mais est rencontré en abondance dans l'urine du cheval. Sa présence correspond à de petites sphères faisant effervescence avec l'acide acétique.

VI. Sulfate de chaux

Ce corps ne se rencontre que rarement aussi à l'état de sédiment urinaire, mais c'est dans des urines nettement acides et de forte densité qu'on l'y trouve. Ses cristaux sont en forme de prismes acidulés.

VII. Leucine et Tyrosine

PRÉSENCE. — Ces dépôts cristallins ne se rencontrent que dans les urines fortement chargées de matières colorantes biliaires et également encore dans les cas de maladies graves par destruction du foie, spécialement dans l'atrophie jaune aigüe et l'empoisonnement par le phosphore.

RECHERCHE.— Si une urine suspecte présente les caractères précités, elle doit être évaporée entièrement et alors l'on voit se déposer des cristaux s'il y a présence de leucine et de tyrosine.

La *Leucine* en masses plus ou moins teintées de jaune, composées de sphères très réfringentes, qui à première vue semblent être des gouttes d'huile. Mais une étude un peu plus soignée montre qu'elles ne réfractent pas la lumière aussi fortement, ni qu'elles ne possèdent pas un bord aussi large ni aussi obscur ; enfin avec un éclairage convenable, on remarque que leur surface est marquée de stries concentriques. Ces petites sphères de leucine présentent en outre une tendance particulière à l'agglomération, paraissant s'assembler par leurs deux bords.

CARACTÈRES CHIMIQUES. — Les sphères de leucine sont insolubles dans l'éther, au contraire des globules huileux et les derniers sont solubles dans les alcalis caustiques mais non dans les acides minéraux à froid. Les sphérules d'urate acide de soude ressemblent parfois aux petites sphères de leucine. Mais les premières sont solubles quand on les chauffe et sont aussi quelquefois reconnaissables à de fines spicules qu'ils présentent à leur surface.

La *Tyrosine* se présente sous forme de fines aiguilles groupées en touffes ou agglomérées en « gerbes » se croisant souvent l'une l'autre, se coupant et présentant une position centrale étranglée.

CARACTÈRES CHIMIQUES. — A la tyrosine s'applique comme recherche la réaction d'Hoffmann. On fait bouillir le dépôt suspect avec un excès d'eau. Au liquide bouillant on ajoute quelques gouttes d'une solution de nitrate acide de mercure et il se produit un précipité rouge, tandis que le liquide surnageant est coloré en rouge-pourpre.

VIII. Cystine ($C^3 H^7 Az SO^2$)

ASPECT ET RECHERCHE. — La cystine est un sédiment très rare. A l'état cristallin, elle constitue un dépôt blanchâtre ou jaune-gris sâle, qu'un examen au microscope montre formé de tablettes régulières à six pans de tailles différentes, souvent arrangées de telle sorte qu'une plus petite est superposée à une plus grande. On la trouve toutefois aussi en masses irrégulières. L'urine dans laquelle on la trouve est habituellement pâle, peu acide ou alcaline, développant en se décomposant l'odeur d'hydrogène sulfuré en même temps que de l'ammoniaque ; l'acide sulfhydrique provenant sans aucun doute du soufre contenu dans la cystine. Elle se rencontre soit comme dépôt isolé dans l'urine, soit groupée sous forme de calculs qui, dit-on, sont héréditaires.

CARACTÈRES CHIMIQUES. — La cystine est soluble dans l'ammoniaque et se dépose spontanément par évaporation de ses solutions dans ce réactif sous la forme des *cristaux à six pans primitifs*, montrant bien que l'action de l'ammoniaque n'a pas été une combinaison mais une simple dissolution. Maintenant, si l'on vient à dissoudre dans l'ammoniaque des cristaux à six pans d'acide urique qui ressemblent assez à ceux de cystine et qui les accompagnent, et si l'on évapore la solution, il se formera de l'urate d'ammoniaque qui, par évaporation de la dite solution, donnera un *résidu amorphe* du même urate d'ammoniaque.

La cystine est aussi insoluble dans l'eau bouillante, dans l'acide acétique fort et dans l'acide chlorhydrique pur ; mais elle est aisément soluble dans l'acide oxalique et les acides minéraux concentrés. Elle est soluble dans la potasse et insoluble dans la solution de carbonate d'ammoniaque, et telle est la raison de sa précipitation d'une urine acide au moment de la fermentation alcaline. Dans cette circonstance elle est accompagnée de phosphate de chaux amorphe et de phosphate ammoniaco-magnésien cristallisé, avec aucun desquels sels elle ne peut être confondue. Dans un dépôt mixte contenant des tablettes à six pans on peut éliminer les sels de chaux et le triple phosphate en les dissolvant au moyen de l'acide acétique, tandis que les tablettes de cystine persistent. Et en traitant ce résidu par l'ammoniaque, comme il a été dit précédemment, on la distingue de l'acide urique.

La cystine contient 26 pour 100 de soufre.

SÉDIMENTS ORGANISÉS

I. Mucus et Pus

Pour qu'il soit reconnaissable dans l'urine à ses propriétés spéciales il faut que le mucus soit en quantité considérable tellement il est transparent et possède un indice de réfraction analogue à celui de l'urine elle-même. Il est cependant certain qu'il fait partie des éléments morphologiques accidentels qu'elle tient en quantité plus ou moins grande en suspension. Ces éléments morphologiques sont les corpuscules muqueux et l'épithélium de toutes les parties des voies génito-urinaires, comme aussi de cristaux d'oxalate de chaux, des granulations d'urate de soude et parfois des cristaux d'acide urique. Dans l'urine strictement normale le premier de ces corps doit seul être présent et encore en très minime proportion. Lorsqu'il existe en quantité normale, le mucus apparaît sous forme d'un *léger trouble*, souvent à peine visible, flottant *près du fond du récipient* plutôt qu'au fond du récipient.

Sous l'influence de l'*acide acétique*, la *mucine*, élément du mucus analogue à l'albumine, quoique non coagulable par la chaleur, est précipitée sous forme de fines bandes fibrillaires, qui sont quelquefois entortillées et apparaissent encore comme de délicats filaments muqueux.

Par addition d'iode et d'iodure de potassium à l'acide acétique, ces filaments deviennent plus distincts. L'acide lactique et les solutions diluées des acides minéraux produisent le même effet, mais un excès des mêmes produits redissout le précipité, ainsi par exemple, les acides minéraux redissolvent les coagula de l'acide acétique, bien qu'un excès de ce dernier ne puisse produire le même résultat. On rencontre parfois de ces coagula dans l'urine à laquelle aucun acide n'a été ajouté, il est alors probable qu'ils se sont formés sous l'action des acides développés par la fermentation. C'est dans ces circonstances qu'il est le plus aisé de les étudier comparativement avec les granulations uratiques qui peuvent être cause d'une confusion avec les cylindres granuleux. Toutefois ces filaments muqueux et uratiques sont beaucoup plus étroits que les cylindres granuleux et l'action d'une faible chaleur, comme celle de l'acide chlorhydrique ou d'un alcali en dissout facilement les granulations.

Quand il y a irritation de l'une quelconque des voies génito-urinaires le mucus subit une augmentation, d'où il suit que l'urine offre un caractère plus glutineux et devient plus ou moins opaque ; mais alors cette opacité est due par sa plus grande part à une augmentation dans la proportion des éléments cellulaires. Dans ces circonstances, le trouble et l'opacité due au mucus sont souvent fortement augmentés et sont accompagnés de cellules épithéliales provenant du siège de l'irritation. Lorsqu'il y a un excès du mucus celui-ci peut encore passer plus ou moins au travers de la masse totale de l'urine et tomber au fond du récipient, en laissant le liquide entièrement clair mais tout en lui communiquant le caractère glaireux. Il arrive parfois cependant que le mucus est très abondant, sans qu'il soit accompagné de pus. Les causes qui donnent ce résultat sont toujours les mêmes mais atteignent des degrés différents ; quoiqu'il en soit, une urine contenant du mucus ne contient *pas d'albumine* tant qu'il y a absence de pus, *et réciproquement comme le mucus ne contient pas d'albumine s'il y en a constatation, c'est qu'il y a présence de pus.*

Mucus et corpuscules de pus. — Les corpuscules muqueux qui se rencontrent dans l'urine, y sont représentés par de petites cellules granuleuses, sphériques ou à peu près sphériques, plus grandes que les globules du sang, c'est-à-dire offrant un diamètre de 0,008 à 0,010 millimètres et contenant un ou plusieurs noyaux.

En l'état de santé de la membrane muqueuse, celle-ci laisse échapper quelques corpuscules muqueux en quantité à peu près proportionnelle avec celles des jeunes cellules qui se détachent de sa surface et qui présentent les caractères d'un développement incomplet. Dans ces conditions, ne devons-nous pas toutefois considérer de trop près leurs dimensions, car l'on n'est pas certain encore de savoir où se termine le corpuscule muqueux et où commence la cellule épithéliale ! Cependant, une jeune cellule, sans impression morbide, simplement arrêtée dans son développement normal, présente communément un seul nucléole, tandis que pour les globules de pus la présence de plusieurs nucléoles est généralement caractéristique. Ce sont toutefois les seules différences réelles de ces deux corps. Pour les globules de pus, lorsqu'ils sont jeunes (et ce n'est pas le cas de la dégénérescence graisseuse) leur aspect est identique à celui des corpuscules muqueux et on ne peut les décrire d'une façon différente. Le fait de trouver des cellules présentant les dits caractères, et contenant un ou plusieurs noyaux se produisant sans condition de suppuration de la surface muqueuse doit faire considérer ces cellules comme des corpuscules muqueux, tandis que lorsqu'il y a suppuration il faut les regarder comme des globules de pus. Ainsi bien que ces deux éléments soient physiologiquement distincts, anatomiquement ils sont identiques ; et la différence physiologique consiste en ce fait que le corpuscule de pus représente une cellule dont le développement trop rapide en a fait un élément tissulaire anormal, tandis que le corpuscule muqueux doit être considéré comme une cellule dont accidentellement le développement s'est trouvé arrêté. Les mêmes ressemblances existant entre ces deux corps existent aussi entre elles et les globules blancs du sang ; de sorte que l'on peut considérer ces derniers comme des cellules auxquels le terme *leucocytes* ou cellules blanches peut être convenablement appliqué.

Action des réactifs. — Le corpuscule muqueux à un seul noyau peut être considéré comme un corpuscule muqueux ancien, ou une cellule épithéliale jeune et à sa période de développement. Il offre habituellement un seul noyau distinct sans l'aide d'aucun réactif: toutefois la majorité des leucocytes n'ont leurs noyaux visibles qu'à l'aide de certains produits dont deux nous offrent une action plus particulièrement intéressante. Nous voulons parler de l'eau et de l'acide acétique dilué.

1° ACTION DE L'EAU. — Lorsqu'on ajoute de l'eau à du pus ou à des corpuscules muqueux, le premier effet est de les gonfler lentement, parfois de deux fois leur volume primitif, en les rendant lisses et en faisant disparaître leurs granulations tandis que leurs noyaux deviennent de moins en moins distincts.

Enfin, au bout de quelques temps le corps de la cellule semble s'effacer tandis que les nucléoles paraissent parfois plus grands que précédemment. Les conditions dans lesquelles on rencontre ces corpuscules dans l'urine ne sont pas toujours identiques, parce que la solution de matières organiques et inorganiques offerte par l'urine est généralement plus dense que l'eau (possédant un poids spécifique moyen de 1015 à 1025), et parce que ainsi elle offre parfois une action plus lente sur les corpuscules ; et si le poids spécifique de l'urine se trouve être très élevé, dépassant celui du liquide contenu dans les cellules, il ne se produit aucune réaction, ou bien au contraire une exosmose du liquide cellulaire dans le liquide renfermant ces corpuscules.

2° ACIDE ACÉTIQUE. — L'action de l'acide acétique dilué (à 20 pour 100) est identique à celle de l'eau, à cette exception près qu'elle est plus rapide, et qu'il assure une apparition plus nette des nucléoles.

3° LES ALCALIS CAUSTIQUES possèdent une action dissolvante rapide sur les corpuscules ; ils font disparaître leur identité morphologique, et les convertissent en une masse gélatineuse agglomérée.

Caractères des urines purulentes. — L'urine contenant du pus, offre des dépôts et sédiment blancs et opaques, qui tombent rapidement au fond des récipients, au cas ou cette urine possède une réaction acide et qu'elle ne possède pas de mucus. Mais l'urine, après formation du dépôt, reste plus ou moins louche, selon la proportion de pus qu'elle contient. Cette opacité, comme d'ailleurs le dépôt, offre souvent une ressemblance avec les troubles et dépôts d'urates granuleux non colorés ; on les en distingue toutefois par ce fait que les derniers disparaissent lors d'une application de la chaleur, tandis que *l'urine purulente* donne un précipité d'albumine dans les mêmes conditions opératoires. Purulente à un moindre degré, l'urine présente une ressemblance avec celle contenant du phosphate amorphe de chaux ; mais ce dernier se dissout dans les acides tandis qu'au contraire les acides précipitent l'albumine du pus et que l'examen microscopique révèle la présence de centaines des cellules granuleuses que nous avons précédemment décrites comme des corpuscules purulents, et dans lesquelles les nucléoles sont déjà apparents par suite de l'action de l'eau.

Réaction de Donne pour le pus.— Cette réaction est basée sur l'action des alcalis sur le pus. Elle consiste à additionner de solution de potasse le dépôt suspect, après avoir décanté l'urine surnageant ; si ce dépôt est purulent il est promptement converti en une masse gélatineuse, *d'apparence muqueuse*, adhérant au fond du tube à essai, tellement visqueuse que l'on peut souvent renverser le tube sans la faire tomber, et qui, si on la force à tomber, donne une masse consistante comme celle s'échappant d'un œuf. Si l'on examine au microscope une partie de cette masse glaireuse, on voit que les globules purulents ont été détruits ou mieux, qu'ils ont été converti en la substance dont nous venons de parler. Si l'action des alcalis n'a pas été prolongée, ou si la proportion d'alcali employé est petite par rapport à la masse du pus, les noyaux des corpuscules peuvent subsister et apparaître dans la masse comme des points noirs, ou bien encore on peut trouver une certaine quantité de corpuscules purulents conservés intacts.

Variétés d'urines purulentes. — A la réaction précitée se rapporte une importante modification que peuvent présenter certaines urines contenant du pus et dans lesquelles la fermentation alcaline s'est déja produite. C'est, en effet, sous l'action du carbonate d'ammoniaque formé que les dites variétés se produisent. On constate alors dans les urines un dépôt si fortement adhérent au fond du récipient qu'il est impossible de l'enlever au moyen d'une pipette. *Il faut toutefois se garder de le prendre pour du mucus*, bien qu'il lui ressemble entièrement et que l'examen microscopique n'y décèle pas la présence de corpuscules purulents. Ces derniers ont en effet été dissous par l'alcali. En ces cas la détermination précise de la réaction de l'urine, réaction qui est alcaline, écarte tout dépôt muqueux qui ne peut se présenter qu'avec une réaction acide. On peut encore trouver dans ces dépôts glaireux un mélange de points brillants qui, à l'examen mocroscopique, sont déterminés être des cristaux de triple phosphate, alors que le liquide surnageant contient de l'albumine ce : que ne produisent pas les dépôts d'origine muqueuse.

Fréquemment dans les maladies de la vessie, par suite des réactions se passant dans cet organe, il se forme une masse gélatineuse qui obture l'urèthre et rend impossible l'évacuation du liquide contenu dans ce réservoir, ce qui détermine des douleurs vives chez les malades. Dans ces cas, le seul remède consiste à laver la vessie au moyen de solutions faiblement acides qui la nettoient. L'on doit répéter quotidiennement ces lavages, car, rapidement, c'est-à-dire peu après l'expulsion du liquide acide, les urines prennent rapidement une réaction alcaline.

Sources du pus urinaire. — Le pus contenu dans l'urine peut provenir de l'une quelconque des parties du système génito-urinaire. Lorsque, comme cela a lieu souvent, le pus provient des bassinets rénaux dans lesquels sont inclus des calculs, il y a moins de chance d'y rencontrer un mélange de mucus, et l'urine conserve sa réaction normale. Le pus se mélange alors difficilement à l'urine et s'en sépare promptement sous forme d'un dépôt. Lorsqu'il provient de la vessie, si l'urine n'est pas alcaline au moment de la miction, elle a une grande tendance à le devenir, et l'on voit alors se passer le phénomène décrit sous le nom de fermentation alcaline ; ce phénomène se produisant ici après l'émission urinaire au lieu de se passer dans le rein lui-même.

Dans les maladies de la *prostate,* il y a tendance à la production de fréquentes masses muqueuses qui apparaissent à l'œil nu sous forme de filaments et que l'examen microscopique montre formés de corpuscules purulents agglomérés, au milieu desquels l'on rencontre souvent des éléments globuleux ou presque globuleux, qui sont des cellules spéciales et nucléolées de provenance prostatique. On rencontre de semblables masses dans le pus de la gonorrhée, mais l'on peut, dit-on, cependant distinguer les corpuscules muqueux provenant de cette affection de ceux ayant la vessie pour origine, par leur taille plus grande, leur « transparence cristalline » et le nombre moindre de leurs granulations. S'il n'y a pas gonorrhée, les masses ou les filaments muqueux pointillés sont alors un signe pathognomonique d'une inflammation ou d'une irritation de la prostate.

Chez les femmes, il peut y avoir du pus dans l'urine soit par suite de leucorrhée, soit par décharge purulente d'origine vaginale. Il ne faut pas l'oublier.

II. **Epithélium**

On peut rencontrer dans l'urine l'épithélium de toutes les parties de l'appareil génito-urinaire, mais il est rare, en dehors des cellules provenant de la vessie ou du vagin, que l'on puisse en déterminer l'origine, tant parce que les différences entre les variétés d'épithélium de ces différentes parties sont très faibles, que parce qu'aussi la macération qu'ils ont subi dans l'urine a fait disparaître leurs caractères spéciaux.

Toutefois, *trois variétés* d'épithélium peuvent être distinguées assez aisément : 1° les cellules rondes ; 2° les cellules cylindriques ou côniques et en fuseau ; 3° les cellules de desquammation.

a. *Cellules épithéliales rondes.* — Cette variété de cellules provient soit des tubes urinifères, principalement dans leur partie contournée, soit des couches profondes de la membrane muqueuse des bassinets du rein, soit de la vessie, soit de l'urèthre, chez l'homme. Quelques-unes de ces cellules, primitivement aplaties par la pression, se gonflent dans l'urine et deviennent presque globuleuses. On les distingue des corpuscules purulents et muqueux par leur dimension plus considérable et leur *noyau unique* et que l'on constate distinctement sous l'action de réactifs, tandis que les nucléoles multiples des cellules du pus ne sont apparentes qu'à l'aide de l'acide acétique. Il n'y a pas moyen de distinguer l'origine de ces éléments cellulaires d'une façon plus précise que nous venons de l'établir, à l'exception toutefois de celles des urines albumineuses et en cas de maladies des reins évidente qui laisse échapper des tubuli du rein, ou encore lorsqu'ils sont le signe de calculs enchatonnés dans les bassinets. On pourrait encore reconnaître les cellules d'origine uréthrale, prostatique, celles venant des glandes de Cooper, mais elles sont extrêmement rares. S'il y a présence des masses dont nous avons parlé et comprenant des cellules purulentes unies à de petites cellules presque sphériques et à noyau unique distinct, et à du mucus, l'on doit en conclure que ces cellules globuleuses proviennent de l'épithélium de la prostate. Les cellules globuleuses de la vessie sont beaucoup plus grandes que celles de toute autre origine, — elles offrent deux fois le diamètre des globules du pus.

b. *Cellules cylindriques, côniques et en fuseau.* — *Les premières* proviennent des couches superficielles des bassinets rénaux, des uretères et de l'urèthre, *les autres* des uretères et de l'urèthre.

c. *Cellules épithéliales plates.* — Elles ont la vessie ou le vagin pour origine. Elles sont plus épaisses au centre qu'aux bords, mais souvent elles renferment un nucléole unique ; elles ont leurs contours irrégulièrement polyédriques et souvent elles sont repliées complètement sur elles-mêmes. Les cellules épithéliales de la vessie n'ont généralement pas des dimensions aussi considérables que celles du vagin ; elles ont moins de tendance à se présenter en plaques ou en couches, mais se rencontrent plus souvent isolées. Fréquemment toutefois, il est impossible de les distinguer des autres.

Dans l'urine acide ces cellules persistent pendant un assez long temps ; mais dans l'urine alcaline elles sont promptement détruites, en gonflant au-delà de leur état primitif et en devenant transparentes.

III. Corpuscules sanguins

Des tubuli et des bassinets des reins, de la vessie, de la prostate, de l'utérus et du vagin, les globules sanguins s'éliminent par l'urine dans les différentes formes d'hémorrhagies physiologiques ou pathologiques. Ils sont généralement assez abondants pour former des masses faciles à distinguer à l'œil nu ; parfois cependant, ils ne peuvent être reconnus qu'à l'examen microscopique. L'urine contenant une grande quantité de sang possède une couleur rouge spéciale, mais lorsque le sang n'existe qu'en petite quantité la couleur de l'urine dépend uniquement de la réaction de celle-ci. Si l'urine est acide, elle possède alors une couleur particulière brun-noir qui a longtemps été décrite sous le nom de « couleur de fumée », et qui est assez caractéristique pour décider de la présence du sang. Si, au contraire, l'urine possède la réaction alcaline, elle présente la couleur rouge-vif du sang. *L'urine contenant du sang en quantité appréciable à l'œil nu est albumineuse.*

S'il y a présence des globules du sang en quantité suffisante pour former un dépôt appréciable, ces globules se présentent sous forme d'une masse pulvérulente rouge-brun sise au fond du flacon, et ce sang vient alors des uretères ou des reins. Lorsqu'au contraire le sang provient de la vessie ou de l'urèthre, il y a plus de tendance à former des coagula : cependant cette manière d'être n'est pas absolue. Dans d'autres cas, tels par exemple que l'élimination se produisant par les uretères à la terminaison des coliques néphrétiques, l'on rencontre dans l'urine des moules de sang coagulé.

Recherche des globules sanguins. — C'est au microscope et grâce à ses propriétés optiques spéciales (disques avec centre biconcave) que l'on reconnaît les globules sanguins. *Par renversement de la lumière et par suite de l'ombre en résultant* au foyer de l'appareil, le centre et la périphérie de ces globules apparaissent alternativement brillants et obscurs sur la lamelle de sorte que l'on peut à volonté les faire apparaître ou disparaître à l'œil.

Ce phénomène, ajouté à la concavité double de ces éléments vus par leurs bords, comme aussi ajouté à leur couleur jaune, peut toujours servir à les distinguer, bien que les effets d'une longue macération tendent à diminuer à des degrés différents leurs propriétés physiques propres. Si l'urine est un peu diluée, les globules sanguins peuvent se déposer sous une forme biconvexe tout aussi bien que sous la forme biconcave ; en renversant alors la lumière et en faisant de l'ombre, les phénomènes précédents ne s'accusent plus, de même que la matière colorante de ces globules peut s'être plus ou moins atténuée, finalement les globules de sang peuvent eux-mêmes avoir disparu. Si, au contraire, l'urine est fortement concentrée, la biconcavité de ces éléments persiste plus longtemps et plus distincte, mais les corpuscules se recoquevillent sur eux-mêmes, deviennent plus petits et prennent parfois un aspect crénelé ou l'apparence d'un marron d'inde.

Dans l'urine acide les globules du sang se maintiennent pendant assez longtemps à l'état primitif, mais dans l'urine ammoniacale ils sont rapidement dissous, à cause de leur solubilité dans les alcalis. L'hématocristalline et l'hématine se dissolvent alors dans l'urine et peuvent être décelées par les réactions précédemment décrites.

IV. Cylindres tubuli

Les tubes de desquammation ou « cylindres » ainsi qu'on les nomme parfois, sont des moules de tubes urinifères séparés par poussée de tubes nouveaux, par rupture capillaire, ou de toute autre manière. Ils sont constitués par une matière coagulable provenant du sang qui leur donne la forme solide et qui, chemin faisant, englobe tous les éléments qui se trouvent compris dans ce liquide. Ainsi formés, ces moules, par contraction des cylindres, glissent hors des tubuli rénaux dans les bassinets, d'où ils sont entraînés dans la vessie et éliminés avec l'urine.

Les cylindres rénaux dépassent rarement un millimètre (1/25 de pouce) en longueur.

Il faut, toutefois, ajouter que cette manière de voir à l'égard de la formation de ces éléments est encore incertaine, comme plusieurs autres d'ailleurs, qui ont été proposées, et parmi lesquelles, l'une les considère comme produit de désintégration et de fusion du revêtement épithélial des tubuli ; l'autre les disent être un produit de sécrétion des mêmes cellules. Il est sûr cependant que certains cylindres se forment d'après la première méthode et que d'autres se forment d'après les deux autres procédés, telle est la raison pour laquelle on a été amené à les désigner primitivement sous le nom de cylindroïdes, ou cylindres muqueux dans le second cas. Il est hors de doute que l'on peut parfois rencontrer ces cylindres dans les urines sans albumine. Toutefois, que ces personnes soient en parfaite santé, cela ne peut être affirmé !

Le mécanisme de la production des différentes variétés de cylindres, en admettant l'hypothèse de leur formation par exsudat albuminoïde d'origine sanguine, est très simple. En effet, supposons un tubuli dans dans lequel de la fibrine se dépose en même temps que son épithélium imparfaitement adhérent vient à se détacher ; ces éléments s'unissent, se fusionnent, et comme le tubuli se contracte ils sont entraînés sous forme de cylindre « épithélial ». Si le tubuli contenait du sang au moment où les phénomènes précédents se passent, ce sang enclavé dans le moule lui fait donner le nom de cylindre « sanguin », nom qui lui reste, qu'il contienne peu ou beaucoup de globules du sang.

La substance formant la base de ces cylindres sanguins est très probablement la fibrine.

Si l'épithélium du tubuli est fortement adhérent à sa membrane propre et que dans ces conditions le moule déposé dans le tubuli ne puisse détacher cet épithélium et s'élimine exempt de toute trace de ses cellules, on donne, au cylindre ainsi formé le nom de cylindre « hyalin » ou cylindre sans squelette. Dans le premier cas, les cylindres ont un diamètre *assez grand*, dans le second cas, ce diamètre est plus petit, et cette différence est due à l'épaisseur du revêtement épithélial que contiennent les premiers et qui augmentent leurs dimensions. Pour ces causes, comme pour d'autres d'ailleurs, telles que celles résultant de la contraction subséquente des tubuli eux-mêmes, le diamètre de ces cylindres est très variable, étant communément compris entre $0^{mm}01$ et $0^{mm}05$. On observe rarement de cylindres entièrement hyalins. Ils contiennent généralement quelques granulations et une ou deux gouttes brillantes d'huile, qui n'empêchent pas de leur conserver leur dénomination d' « *hyalins* », On peut toutefois, cependant, rencontrer des cylindres absolument hyalins. Une variété de ces cylindres hyalins d'apparence solide et ressemblant à de la cire molle porte le nom de cylindres « cireux » ; quelques cylindres hyalins sont si transparents qu'ils ne peuvent être aperçus lorsque le miroir reflète la lumière d'une façon complète ; il faut avoir atténué celle-ci par une manipulation du miroir. Si les cylindres contiennent des matières granuleuses — lesquelles sont généralement des débris granuleux du revêtement épithélial cellulaire dégénéré des tubuli, ou des globules sanguins également dégénérés — on leur donne le nom de cylindres « *granuleux* » et *fortement* granuleux, *modérément* granuleux, *faiblement* ou *légèrement* granuleux, selon la quantité de matière granuleuse qu'ils renferment.

Lorsque la matière granuleuse des cylindres dérive de globules sanguins dégénérés, les cylindres présentent une couleur jaune ou rouge-jaune. Finalement si les cylindres contiennent des gouttelettes huileuses, libres ou incluses dans des cellules épithéliales, on leur donne le nom de cylindres « *huileux* » et cylindres « *graisseux* ».

On rencontre parfois réunis des cylindres de diamètres différents, la matière formant les plus petits ayant été condensée au moment de leur élimination par le fait des contractions du tubuli. Ce fait se produit surtout pour les cylindres graisseux et les cylindres hyalins. En conséquence donc du mode de formation que nous venons de rapporter, les cylindres hyalins comme les cylindres cireux offrent une grande variation de diamètre — quelques-uns ayant plus de $0^{mm}25$, tandis que d'autres n'en ont que $0^{mm}05$. Il n'y a pas de doute que quelques-uns de ceux-ci ne soient formés à l'étranglement des tubuli ou dans leur partie collectrice comme le montrent les ouvertures de leur papille ; ils ont d'ailleurs, parfois, un certain nombre de cellules épithéliales adhérentes à leurs parois.

Comme addition à notre description des cylindres épithéliaux, nous dirons que l'on rencontre parfois et dans les mêmes circonstances dans l'urine des moules de tubes urinifères formés de simples agglomérations des *cellules épithéliales elles-mêmes* ; — ils sont produits par de simples exfoliations des éléments cellulaires des tubuli qui, sous l'influence d'une poussée de prolifération, ont formé une masse cellulaire compacte. Nous ajouterons encore que l'on trouve quelquefois des cylindres épithéliaux dans lesquels les éléments cellulaires sont retournés en dehors ou enveloppent des moules fibrineux.

Cylindres muqueux. — On peut parfois trouver des cylindres spéciaux n'étant apparemment autres que des *moules muqueux* des tubuli urinifères, accidentellement seulement recouverts par des éléments tels que des urates ou du phosphate de chaux à l'état granuleux, ils sont habituellement unis, hyalins, ou présentant à un faible degré l'état fibrillaire. Les moules muqueux ont pour caractéristique spéciale leur longueur très grande, parfois énorme ; de plus, ils fournissent souvent des divisions et subdivisions, et s'amincissent au point de départ des divisions, ce qui montre positivement qu'ils proviennent des reins. Ces moules ne contiennent cependant pas d'albumine, ou si cette substance s'y rencontre c'est qu'elle provient du pus qui les accompagne quelquefois. On rencontre plus particulièrement les cylindres muqueux dans les cas d'irritation de la vessie, mais alors ils se formeraient par propagation de cette irritation aux uretères et aux reins. Ce sont bien, en effet, ces circonstances qui sont le plus convenables à leur formation. Le docteur Beale dit qu'il n'est pas rare d'en rencontrer dans les urines offrant une densité forte, 1030 ou plus, et contenant un excès d'urée et d'urates.

Ces cylindres n'ont rien de commun avec les trainées muqueuses que l'on rencontre souvent, avons-nous déjà dit, dans les urines fortement acides. Les trainées muqueuses sont probablement formées par précipitation sous l'influence des acides et sont souvent chargées d'urates granuleux, ce qui pourrait les faire confondre avec les cylindres. Cependant les cylindres sont comme ces trainées formées exclusivement de mucus ou de mucine purs.

Cylindres des tubes séminaux. — On rencontre parfois de ces cylindres dans l'urine, mais la présence seule des spermatozoaires dans leur contenu permet de les distinguer des autres cylindres urinaires.

Préparation de l'urine pour la recherche des cylindres. — Les plus grandes précautions doivent être prises lorsqu'on veut procéder à la recherche des cylindres dans l'urine. Ils sont souvent en effet répandus dans le liquide d'une façon éparse, ne fournissent aucun dépôt appréciable à l'œil nu et ne peuvent être trouvés qu'à l'examen microscopique. Bien qu'il ne soit pas impossible qu'une urine non-albumineuse contienne des cylindres, ce que je n'ai vu que quelquefois cependant, il faut considérer comme signes parallèles de leur présence, la présence de l'albumine, celle-ci paraissant ou disparaissant de l'urine en même temps qu'eux. Autrement dit, la présence de l'albumine dans une urine y implique la présence des cylindres dans la majorité des cas, et je suis convaincu que, si parfois l'on n'en découvre pas, c'est simplement parce qu'ils n'ont pas été cherchés avec soin. Il est, toutefois, à ma connaissance des cas dans lesquels l'urine renfermait une grande quantité d'albumine et où l'examen le plus attentif ne permettait pas de trouver des cylindres. Et cette constatation n'est pas simplement le résultat d'une lacune dans nos recherches ; mais le même liquide étudié avec soin par deux ou trois examinateurs a donné des résultats identiques. Il ne faudrait cependant pas se fier à cette exception. L'urine où l'on veut rechercher les cylindres doit être mise à déposer dans des *cellules profondes*, mais les verres à pied que l'on emploie le plus généralement sont trop profonds et les cellules en gomme-laque conviennent mieux, de même que celles en autre ciment; on peut en effet les tourner et retourner ainsi que les brosser, sans que toutefois leur profondeur gêne pour y faire pénétrer le quart ou la moitié d'un objectif ordinaire. Il faut avoir soin de les laisser sécher et durcir au moins pendant un mois après leur fabrication, jusqu'à ce que l'eau avec laquelle on les lave sorte aussi claire qu'elle y est entrée.

La légèreté des cylindres fait qu'ils se déposent souvent très lentement, surtout si l'urine est albumineuse. Aussi, dès que l'on reçoit une urine, doit-on agiter la bouteille qui la contient, verser le liquide dans un verre conique et le couvrir avec soin. Il serait à désirer que l'on employât pour couvrir les verres coniques une plaque de verre rodée qui s'appuyât sur les bords du verre également rodés. On protégerait ainsi l'urine contre l'action de l'air qui favorise sa décomposition et tendant les résultats de l'examen moins certains. Bien que les cylindres mettent généralement peu de temps pour tomber au fond du récipient, j'ai reconnu qu'il fallait laisser s'écouler douze heures avant de procéder à son examen. Si l'urine a déjà subi le repos, il faut enlever le liquide surnageant le dépôt, et prendre seulement celui-ci et les éléments du sédiment pour les verser dans un verre conique et les laisser déposer. On promène alors une pipette, formée d'un tube de verre presque plein et étiré à son extrémité, au fond du verre en tenant l'index fortement appuyé sur l'autre extrémité. Lorsqu'on a ainsi parcouru tout le fond du récipient, on lève le doigt et on retourne le tube, qui, de cette manière, n'a saisi que les gouttes d'urine les plus petites, c'est-à-dire celles qui sont susceptibles de contenir les cylindres. On place alors une goutte du liquide de la pipette au fond d'une cellule profonde, on recouvre cette cellule d'un couvercle en verre et on l'examine avec soin au microscope avec un objectif n° 4 ou n° 5 et un oculaire n° 1. Si l'on prend ces précautions et si l'on répète deux ou trois fois l'expérience avec des gouttes différentes, on a dû trouver les cylindres si leur présence est réelle dans l'urine. Les débutants doivent seulement se méfier de ne pas confondre ces cylindres avec des fibres de coton, des cheveux ou des éclats de bois sapin. Il faut aussi se méfier d'une confusion plus facile encore avec les traînées muqueuses et les pseudo-cylindres granuleux formés d'agglomérations de matières organiques ou inorganiques.

V. Spermatozoaires.

On rencontre fréquemment des spermatozoaires dans les sédiments urinaires de l'homme en l'état de santé. Lorsqu'ils sont abondants, ils forment dans l'urine un trouble floconneux et clair, mais l'urine dans laquelle leur présence doit être suspectée n'offre aucune apparence spéciale. On les cherche au microscope avec un grossissement de 400 diamètres (objectif 5 et oculaire 2). En ces conditions il apparaissent clairement et sont facilement reconnaissables à leur tête ou corps ovales et au prolongement en naissant sous forme d'une queue très fine. On ne peut plus constater leurs mouvements vibratils après leur séjour dans l'urine.

Leur *reconnaissance* est des plus importante ou point de vue de ses rapports avec les cas de médecine légale — cas de suspicion de viol. Leur présence dans le mucus vaginal aussitot après le coït, ou dans les taches existant sur les linges, en fournit facilement la démonstration. Dans le premier cas on prélève une goutte de mucus dans l'intérieur du vagin, on la place sur une plaque en lui ajoutant une goute d'eau, si c'est nécessaire, on la couvre d'une lamelle et on l'examine au microscope. Dans le second cas, on découpe un petit fragment du linge tâché, et on le met tremper avec de l'eau ou avec du sérum artificiel dans un verre de montre pendant une demi ou une heure, et l'on examine le sédiment. Beale donne le dessin d'éléments de nature végétale ressemblant à des spermatozoaires.

VI. Champignons.

La plupart des organismes vivants rencontrés dans l'urine en décomposition et que l'on regardait autrefois comme de nature animale sont maintenant considérés au titre de véritables végétaux auxquels on a donné le nom de Champignons ou « levûre ».

Parmi ceux-ci les plus fréquemment trouvés sont les *bactéries*, le *penicillium glaucum* et le ferment de la levure. Il s'y trouve parfois mélangés des *sarcines.*

1° *Bactéries.* — Dans une étude approfondie publiée récemment sur les fungus, on a déterminé la classification de ces infiniments petits, tous autrefois compris sous la dénomination de vibrions et monades. Ils sont une subdivision des *schyzomycètes* ou champignons scissiparcs. Ils renferment, dans la classification de Cohn : *a.* les *sphérobactéries* ou *micrococci,* qui consistent en de petits points mobiles de dimension uniforme, proliférant rapidement dans les liquides putrides que renferme l'urine en décomposition ; *b.* les *microbactéries,* en forme de bàtonnets ou de baguettes, que l'on voit sous l'aspect de petites lignes d'une longueur à peu près égale à celle du diamètre d'un globule rouge mais d'une largeur beaucoup plus faible, et parfois immobiles parfois mobiles au moyen de cils vibratils ; *c*. les *desmobactéries* ou *bactéries filamenteuses*, comprenant : 1° une forme rectiligne, genre *bacilles* ; 2° une forme incurvée, genre *vibrions*. Les bacilles augmentent par scissiparité transverse, et forment souvent de longues chaînes dénommée *leptothrix* qui paraissent absolument immobiles à la vue. Ces chaînes ne sont point étranglées au point de jonction des éléments bactériens comme celles parfois formées par les bacteries globulaires. Les micrococci se rencontrent soit isolés soit groupées en amas portant le nom de zooglées et qui ont l'aspect gélatineux du fait d'une substance de cette nature servant à relier les éléments les uns aux autres. Les autres bactéries se trouvent souvent groupées en sorte d'essaims mais ne forme jamais de zooglées.

Un des résultats de la présence des bactéries dans l'urine est de donner à celle-ci une apparence trouble que la filtration ne peut que partiéllement atténuer, car les bactéries sont si petites qu'elles passent facilement au travers des pores du filtre. Le moyen de clarifier ces urines consiste à les traiter par le fluide magnésien, à chauffer doucement, puis filtrer.

2° *La levûre* ou *champignou du sucre* (*saccharomyces urinæ*) consiste en une sorte de spore en forme de cellule ovale et transparente, présentant dans son plus long diamètre la dimension d'un globule rouge, ou encore en forme de cellules sphériques plus grandes, granuleuses et nucléolées. On le rencontre dans l'urine sucrée, et il est très probablement identique au champignon ou levure ordinaire (*saccharomyces cerevisiæ.*) Celui-ci, cependant, est un peu plus petit, en forme de cellules ovales, souvent groupées en double ou triple rangée. D'après Hassall la levure de l'urine diffère de celle de la bière, quoique cependant les petites cellules ovales de ses spores ne puissent être distinguées de ses congénères.

3° *Le Penicillium glaucum* se rencontre dans l'urine acide, sucrée ou albumineuse. Les petits spores fournissent des cellules très analogues à celles de la levure ; mais par action desdites cellules, le penicillum forme des sortes de branche ou thalles absolument caractéristiques. Toutefois, en dehors de cette fructification à l'air, le penicillium se multiplie par scissiparité et division linéaire de ses cellules.

4° *La Sarcine urinaire* est l'un des plus rares champignons connus. En douze ou quatorze ans je ne l'ai rencontré qu'une fois dans une urine acide, et une seconde fois dans une urine à réaction inconnue. Il se compose de cubes, qui sont susceptibles de se fragmenter ultérieurement en éléments cubiques plus petits. En cela il ressemble, quoique plus petit, à la sarcina ventriculi de Goodsir.

Il est probable que la plupart du temps ces germes arrivent à l'urine par provenance de la vessie, soit que selon leur prépondérance une ou une autre forme se développe plus spécialement, soit que les éléments urinaires soient plus propres au développement de telle ou telle espèce. La décomposition de l'urine semble même essentielle à la présence des bactéries ; pour les autres formes de champignons cela n'a pas lieu.

VII. Éléments de prolifération morbide

On ne rencontre que rarement de tels éléments dans l'urine. Il est cependant possible d'y trouver des cellules ou même de véritables *fragments* de prolifération morbide qui se sont détachés et ont été éliminés avec l'urine. Parmi ces éléments, les premiers présentent comme caractère suspect leurs grandes dimensions, la présence de noyaux multiples, les grandes dimensions de ces noyaux et la diversité de leurs formes. Les cellules en fuseau, que l'on connaît le mieux, peuvent parvenir de l'urèthre, des uretères et même de la vessie, et ne peuvent être cependant considérés comme produits anormaux. En réalité, ces cellules spéciales sont produites par une prolifération exagérée des cellules vesicales sous l'influence d'une inflammation ou d'une irritation.

Les *fragments* de prolifération cancéreuse rencontrés dans l'urine proviennent généralement des villosités rénales et doivent être considérés comme des vaisseaux capillaires qui ont dépassé la transformation villeuse sans atteindre ou en dépassant aussi la forme cellulaire. C'est parfois à l'aide de la sonde que l'on ramène de la vessie des fragments convenables pour l'examen.

VIII. Entozoaires.

On rencontre rarement des entozoaires dans l'urine sous notre climat (Etats-Unis). Dans deux ou trois cas il a été signalé des *échinocoques ceptiques*, ou plus exactement leurs crochets. Le Dr John Harley a aussi trouvé des œufs et des cils vibratils du *Bilharzia hœmatobia* chez trois malades présentant l'hématurie du Cap de Bonne-Espérance, et j'ai eu l'avantage, grâce à l'amitié du Dr S.-W. Gross, de pouvoir examiner des urines contenant des œufs et provenant de cette contrée. On a rencontré le parasite lui-même dans la vessie, dans le mésentère, dans les veines portes où il occasionne des hémorrhagies du tube intestinal, de la vessie, des uretères, des bassinets rénaux. Beale a donné le dessin de ce parasite.

La *filaria sanguinis hominis*, parasite que l'on a récemment démontré comme cause intime de la chylurie, se rencontre quelquefois dans l'urine. La distoma hœmatobium a été trouvée dans la vessie, les uretères, les bassinets spécialement en Egypte.

Préparation des sédiments urinaires organiques pour un examen ultérieur.

Les sédiments urinaires cristallins sont obtenus avec une telle facilité qu'il n'existe aucun avantage à les préparer dans le but d'une conservation pour examen ultérieur, préparation toujours difficile d'ailleurs. Au contraire, les sédiments organiques doivent être conservés au moyen de liquides spéciaux. Un des plus simples et des meilleurs est un mélange d'eau distillée et de glycérine en proportion telle qu'il présente une densité voisine de 1020 et auquel on ajoutera 1 pour 100 d'acide phénique. Un moyen suffisant consiste aussi à employer une solution faible d'acide salicylique. Le Dr W.-W. Keens recommande une solution de chloral dans la proportion de 0 gr. 65 par 30 grammes. Le Dr Beale dit que le pétrole et les solutions de créosote sont suffisantes, mais le trouble donné par cette préparation est gênant pour l'observation.

Le Dr E.-S. Wood, de Boston, recommande vivement une solution filtrée d'acétate de potasse d'une densité d'environ 1050 à 1060, avec addition d'acide phénique déliquescent dans la proportion de 4 à 5 c. c. par litre ; à la place d'acide phénique on peut substituer l'acide sabycilique en solution sursaturée. Lorsque l'urine doit être transportée pendant les chaleurs et lorsqu'on ne doit la garder qu'un certain temps, il suffit généralement pour prévenir sa décomposition, de lui ajouter de l'acide salicylique dans la proportion d'une pincée par quatre onces de liquide ; en ces conditions on n'altère ni ses réactions ni modifie ses sédiments.

L'emploi de ces liquides conservateurs se fait en plaçant le sédiment dans un verre conique, décantant le liquide qui surnage, le remplaçant par l'agent de conservation, agitant le sédiment, le laissant déposer, décantant de nouveau et le remplaçant par de nouvel agent consécrateur. On répète cette manœuvre jusqu'à ce que l'urine soit entièrement éliminée. On place alors le sédiment et son agent de conservation dans un flacon ordinaire bien bouché, où il peut se conserver pendant plusieurs années sans altération ; ou bien encore on place le sédiment à conserver dans une petite cellule profonde que l'on recouvre d'une plaque de verre, et on lute le tout.

Diagnostic différentiel des Maladies des reins

Bien qu'il ne soit pas toujours possible de déterminer avec une absolue certitude, par l'examen urinaire, toutes les affections diverses dont les reins peuvent être atteints, il y a cependant une association plus ou moins grande de signes qui correspondent aux conditions diverses d'altérations rénales. Il est donc important de se familiariser avec ces associations de signes, parceque l'on a reconnu ce fait qu'elles étaient sujettes à des variations et des exceptions. Et après avoir insisté sur ce point que ces associations sont un peu différentes suivant les observateurs, nous les décrirons ainsi qu'il suit :

I. *Néphrite parenchymateuse aiguë (néphrite diffuse aigüe ; néphrite scarlatineuse ; néphrite tubulaire aigüe).* — L'urine est rare, foncée, brunâtre tant qu'elle conserve la réaction acide, mais elle redevient rouge par alcalinisation. Elle est fortement albumineuse. Sa densité n'est pas constante, mais cependant a des tendances à être élevées — 1025 ou plus — non point par exagération de l'urée mais du fait de la présence du sang. Elle contient généralement une forte proportion de sédiment pulvérulent rouge-brun, que l'examen microscopique montre composé de grands cylindres épithéliaux, de cylindres sanguins, de cylindres hyalins et de cylindres granuleux rouge-bruns. On y rencontre aussi de nombreux globules rouges, ainsi que des cellules provenant des tubes urinifères : ces cellules sont isolées, plus ou moins rondes et contiennent deux noyaux ou peuvent être vides comme des globules rouges ; elles sont troubles et beaucoup plus granuleuses qu'à l'état de santé au point même que ces granulations empêchent souvent d'apercevoir leurs noyaux. Il y a aussi souvent présence de cristaux d'acide urique. On constate encore la diminution premièrement des chlorures, puis celle des phosphates terreux. L'hématine, l'indican et l'acide urique y sont augmentés.

Le malade a de l'hydropisie, présente une face très gonflée, et si c'est un enfant a eu la fièvre scarlatine, ou à l'âge adulte a été exposé à la pluie, ou a été mouillé lorsqu'il avait chaud.

Cette maladie est la néphrite aigüe, la néphrite diffuse aigüe, la néphrite scarlatineuse, ou maladie aigüe de Bright, et ses chances de guérison sont faibles.

II. *Néphrite parenchymateuse chronique (néphrite tubulaire ; néphrite diffuse chronique ; gros reins blancs).* — L'urine est pâle, offre une densité faible - 1010-1015 — ; sa quantité, très variable, est généralement diminuée. En comparaison de la néphrite aigüe l'albuminurie est plus faible, quoiqu'elle soit encore abondante — un quart ou la moitié du tube. — L'urine présente souvent un dépôt et un sédiment appréciables et blancs, qui, à l'examen microscopique, se montrent composés de cylindres fortement granuleux et peu colorés, de cylindres hyalins et de cylindres auxquels adhérent des fragments d'épithélum ; on y trouve aussi des cellules granuleuses. Ces dernières sont probablement des cylindres contenant de faibles proportions d'huile et paraissant pour cela sous forme de cellules légèrement graisseuses. Dans cette forme de maladie on rencontre aussi parfois des cylindres cireux. L'urée est diminuée, ainsi que le pigment ; les chlorures sont normaux.

Dans ce cas, on rencontre souvent aussi, mais non toujours de l'œdème plus ou moins général qui peut parfois disparaître ; mais le malade est pâle, et a une teinte cireuse caractéristique. Lorsque l'ascite est considérable le pronostic est défavorable. Les symptômes persistent pendant plus de six semaines. La maladie est probablement le gros rein blanc, c'est-à-dire une continuation chronique de la néphrite aigüe : on la connaît aussi sous le nom de néphrite tubulaire chronique et néphrite diffuse chronique, et le retour à la santé, quoique peu probable, est cependant beaucoup moins aléatoire que dans la forme aigüe.

Par moment les sédiments contiennent une grande quantité de cylindres huileux et même de gouttelettes nombreuses libres, ainsi que des cellules a gouttelettes grasses. On y trouve aussi parfois des cellules graisseuses libres et des globules huileux libres.

III. *Rétraction secondaire des reins après la néphrite chronique.* — Dans cette maladie, beaucoup plus fréquente depuis quelques années, l'urine est augmentée comme volume en comparaison du cas II, et cette augmentation peut même dépasser le volume normal : la densité est variable et liée à ces variations du volume. L'albumine est moindre que dans le cas II, mais peut être cependant considérable et même très considérable. L'urine forme des dépôts très faibles composés surtout de cylindres larges, parfois obscurs par suite de granulatures et de cylindres cireux auxquels sont mêlés des cylindres plus ou moins hyalins. On y rencontre ainsi des cellules granuleuses, mais en petit nombre, ainsi que des cellules épithéliales graisseuses, dont les goutelettes huileuses très distinctes cependant, sont toutefois peu abondantes. L'urée est très diminuée. Il y a parfois hydropisie, moins fréquemment que dans les cas I et II, mais plus fréquemment que dans les cas IV où elle fait toujours défaut. Dans ce cas, *il y a probablement un commencement de rétraction des gros reins blancs*, d'où il résulte que ces organes ainsi altérés portent également le nom de reins graisseux et reins rétractés chroniques. Il faut beaucoup plus de prudence dans la ligne de conduite à établir pour le cas que pour les cas II et III. Le pronostic est généralement défavorable, mais la maladie peut durer plusieurs années sans incommoder trop le malade.

IV. *Néphrite interstitielle* (*reins rétractés chroniques* ; *reins granuleux rouges* ; *reins cirrhotiques*). — L'urine est augmentée comme volume ; et à cet augmentation du volume correspond une teinte pâle ; cependant quoique la micturition soit un peu plus abondante que la normale, il n'y a pas lieu d'y arrêter notre attention. Le malade peut ne se lever qu'une seule fois dans la nuit. La densité est généralement diminuée (1010-1015), et la quantité d'urine que contient cette urine est presque inappréciable, n'excède jamais le quart du tube, et souvent à la réaction opaque de Heller n'apparaît que sous forme d'une faible ligne. L'urine ne dépose souvent qu'un sédiment insensible, en tous cas le sédiment est très faible. Il est composé de fins cylindres hyalins et de cylindres faiblement granuleux, souvent à très petit diamètre. Souvent enfin les cylindres que nous décrivons ne peuvent y être décélés. L'urée est généralement très fortement diminuée.

Il n'y a pas d'hydropisie dans ce cas. L'hypertrophie du ventricule gauche est constante et elle occasionne des nausées et des vomissements spécialement le matin'; mais cependant fréquemment il arrive qu'aucun symptôme spécial ne met sur la voie de cette maladie. Les malades se plaignent parfois de faiblesse, ils ont la sensibilité émoussée ; et ces symptômes qui peuvent parfois donner l'idée de pratiquer l'examen de l'urine. La maladie peut exister pendant plusieurs années sans que le malade s'en rende compte, et il est sujet ou non à des attaques de goutte. Les nausées, de même que l'assoupissement, sont des symptômes liés aux états avancés. (L'urine des goutteux doit être fréquemment analysée.)

Cette maladie est la néphrite interstitielle, et elle amène une rétraction chronique des reins. Si les malades viennent à être exposés au froid ou se fatiguent ; ils sont alors sujets à des attaques d'urémie, qui peuvent se terminer par une mort brusque ; dans les états avancés de la maladie les symptômes cardiaques occasionnent souvent de grands troubles dans la santé.

V. *Dégénérescence lardacée ou amyloïde des reins.* — Il y a augmentation du volume urinaire ; et l'urine de teinte correspondante à sa densité (de 1007 à 1015) est claire, jaune pâle couleur or, c'est-à-dire présente simplement les caractères d'une urine normale diluée. La quantité d'albumine qu'elle contient est cependant considérable (environ un quart à la moitié du tube). L'urée est diminuée. Le sédiment est très faible ou nul. On y rencontre fréquemment des cylindres, et ceux-ci, quand ils existent, renferment des granulations noires et de grandes dimensions ou bien sont des cylindres hyalins ou encore des cylindres cireux. On y trouve parfois aussi des cylindres graisseux. Les cylindres cireux s'y présentent sous la forme solide et donnent parfois la réaction rouge caractéristique des matières amyloïdes lorsqu'on les traite par une solution aqueuse d'iode dans l'iodure de potassium. Dans ce cas les cylindres hyalins et les cylindres cireux rencontrés offrent généralement un diamètre considérable, mais sont cependant parfois aussi accompagnés de cylindres très petits.

Bien que les cylindres cireux fortement réfringants n'indiquent pas la dégénérescence amuloïde des reins, il y a toutefois toujours là indication d'une altération chronique et profonde de ces organe.

Au début, il n'y a pas hydropisie, mais celle-ci est parfois persistante. Généralement, cependant, à l'exception de la période terminale de ce cas, un traitement approprié et les diurétiques ont raison de ce symptôme. Le malade offre un foie gros, il a de l'ennui, et parfois encore de la diarrhée persistante ; il a eu la syphilis ou une maladie étendue des os ou encore de la pthisie.

Cette maladie, dite dégénérescence lardacée des reins, est incurable, mais le malade peut vivre plusieurs années.

Les caractères de l'urine en cas de dégénérescence amyloïde sont souvent les mêmes que ceux de la néphrite chronique, comme d'ailleurs il existe les mêmes symptômes cliniques.

VI. *Hypérémie active aigüe (Dégénérescence parenchymateuse des reins et tumeur trouble)*. — Le seul symptôme de cette affection est fréquemment l'albuminurie qui amène par un examen attentif à la découverte de cylindres ; et lorsqu'on trouve ceux-ci, c'est généralement en l'état de variété « cylindres hyalins ». Comme dans la forme précédente, il n'y a pas d'hydropisie. La quantité d'albumine (de un dixième à un quart du tube) est généralement moindre que dans l'inflammation tubulaire ou *parenchymateuse* ou dans la dégénérescence lardacée des reins. On rencontre quelquefois ce cas dans l'albuminurie de la grossesse, dans celle des maladies graves comme la dipthérie ou encore dans les accès fébriles aigüs.

Après la mort l'épithélium rénal se montre très élargi et son contenu est trouble. Ces conditions diffèrent de la *néphrite* parenchymateuse en ce sens que leur intensité est moindre et est atténuée comme altération morbide des reins. Elles sont probablement dues à l'influence pernicieuse d'un même poison sur la structure intime des reins, influence s'étendant aussi aux autres tissus. Le retour à la santé est fréquent. Cette maladie a été dénommée par Niemeyer *dégénérescence parenchymateuse*.

VII. *Induration par cyanose*. — L'induration par cyanose est une forme particulière d'induration des reins due à une simple hyperp'asie du tissu interstitiel résultant elle-même d'une congestion passive prolongée. Cette affection s'accompagne très fréquemment d'une altération des valvules du cœur, et est caractérisée par une couleur bleuâtre. En plus des autres symptômes des maladies du cœur, il y a hydropisie et souvent effusion séreuse dans les grandes cavités. L'urine est rare, d'un poids spécifique élevé, souvent 1030 ou au-dessus ; elle contient habituellement une proportion modérée d'albumine, quelques cylindres faiblement granuleux ; mais ces cylindres sont fréquemment introuvables.

Le pronostic est mauvais, mais cependant dans certaines circonstances favorables il peut se modifier et devenir moins sombre.

Ce que je viens de dire a une portée générale, mais je veux surtout m'attacher à ce fait que cette maladie résulte d'une déviation des conditions précédemment énoncées. C'est là un point que l'on discute encore dans la pathologie des reins. Cependant, les vieux pathologistes allemands ont bien montré la relation constante existant entre la succession de cette maladie à la néphrite parenchymenteuse aigüe, à la néphrite parenchymateuse chronique (gros reins blancs), et aux états de rétraction du rein en provenant, ne faisant aucune différence entre la cirrhose rénale et les reins gros ou rétractés. De nos jours on considère toutes les inflammations des reins comme *diffuses* ; c'est-à-dire, il n'y a pas d'inflammation dans laquelle les tissus épithéliaux et connectifs soient primitivement englobés ; le processus se fait toujours successivement.

Dans cette maladie, un fait important à signaler est la présence de cylindres graisseux ou de cellules graisseuses, bien que cela ne soit pas un symptôme défavorable et n'implique pas une terminaison fatale.

Dans plus d'un cas de cette maladie j'ai trouvé des cylindres huileux dans l'urine des malades, et même je les ai vu disparaitre parfois. Les circonstances dans lesquelles j'ai plus particulièrement constaté ce fait, sont : 1° lorsqu'il y avait maladie de cœur et maladie de foie combinées, avec exacerbation de l'une ou des deux, on constatait l'augmentation de l'albumine et l'apparition des cylindres graisseux : mais ceux-ci pouvaient alors disparaître ; 2° lorsqu'une grossesse survenait au cours d'une maladie de Bright et que l'on constatait des cylindres graisseux, ceux-ci pouvaient encore ne plus être rencontrés après une heureuse couche.

TROISIÈME PARTIE

CALCULS URINAIRES

L'analyse qualitative des graviers ou calculs est beaucoup plus simple qu'on ne le suppose généralement. Il n'y a, en effet, que trois variétés de calculs courants, et c'est à eux que s'adresse l'analyse. Ce sont ceux : 1° *d'acide urique et des composés ;* 2° *d'oxalate de chaux ;* 3° *de phosphates mixtes.* On peut aussi rencontrer, mais cela a lieu très rarement, des calculs de *xanthine* et de *cystine.*

1° **Les calculs d'acide urique** sont les plus fréquents. Ils sont ou rouges ou tirant sur le rouge, et habituellement unis, mais ils peuvent aussi présenter des aspérités. Ils ne laissent en fait de résidu que de faibles traces à la calcination ;

2° **Les calculs d'oxalate de chaux** sont fréquemment mélangés à ceux d'acide urique. Ils sont généralement noirs ou de couleur brun-noire, et sont souvent hérissés d'aspérités qui les ont fait dénommer calculs muraux. On en trouve, cependant aussi d'unis — calculs en semences de chanvre ; — à la calcination ils laissent un résidu abondant. Ces calculs sont solubles dans les acides minéraux sans effervescence ;

3° **Les calculs de phosphates mixtes** ou **calculs fusibles** se composent d'oxalate de chaux et de triple phosphate ammoniaco-magnésien. On peut les rencontrer soit comme enveloppe externe d'autres calculs de composition diverse, soit à l'état de calculs entiers, mais à eux seuls ils forment rarement le noyau d'un calcul. Les calculs de phosphates mixtes sont blancs, très fragiles ; ils sont fusibles au chalumeau et solubles dans les acides, mais non solubles dans les alcalis.

Il existe encore quelques autres formes de calculs tels que ceux de *carbonate de chaux*, de *xanthine*, de *cystine* et d'*urostéalithes*.

Parmi les calculs de grandes dimensions, il en est peu qui aient une composition uniforme dans leur masse ; et lorsque cette masse est quelque peu considérable, leurs composants sont habituellement arrangés

11

en feuillets concentriques autour d'un noyau. L'oxalate de chaux est le corps qui forme le plus souvent ce noyau ; l'acide urique se rencontre quelquefois dans le même cas, mais jamais on ne trouve de noyau phosphatique. De petites masses de matières organiques, comme des caillots sanguins, forment fréquemment ces noyaux ; elles peuvent être reconnues souvent à l'odeur ammoniacale qu'elles développent en brûlant. Parfois des corps étrangers, comme des fragments de plumes, ou des morceaux de verre, introduits dans la vessie de l'extérieur, servent de noyaux aux calculs urinaires.

Détermination de la composition qualitative des calculs.

Le premier traitement que le chimiste doit faire subir à un calcul est de le *réduire en poudre*, et on arrive à ce résultat de façons différentes selon la nature différente des produits. Ceci fait, quand le poids du calcul atteint un chiffre suffisant, il est bon d'en mettre de côté un fragment qui puisse être examiné à part.

On expose alors une partie de la poudre du calcul sur une lame ou une éponge de palatine à la flamme au rouge blanc pendant un certain temps ; et l'on note s'il laisse un résidu.

Un calcul qui se volatilise sans laisser aucun ou qu'un très faible résidu est composé soit d'acide urique ou d'urate acide d'ammoniaque, soit de cystine, soit de xanthine ou d'urostéalithe. S'il n'est pas volatilisé complètement, il peut contenir de l'acide urique mélangé à ses sels, du phosphate de chaux et du phosphate de magnésie, du phosphate ammoniaco-magnésien ou de l'oxalate de chaux.

A. *Il y a un résidu fixe.* On applique la réaction de la murexide à une partie de la poudre primitive du calcul.

    i. Il en résulte une coloration pourpre : *l'acide urique* fait partie de ce calcul.

    Remarquer en même temps si le calcul fond par la chaleur.

        a. Il fond et communique à la flamme d'une lampe à alcool et d'un bec de Bunsen :
        1° Une coloration jaune accentuée : *urate de soude* ;
        2° Une coloration violette : *urate de potasse.*

        b. Il ne fond pas. Le résidu de la fusion dissous dans l'acide chlorhydrique dilué, et saturé d'ammoniaque jusqu'à réaction alcaline, donne avec une solution de carbonate d'ammoniaque :

1° Un précipité blanc : *urate de chaux* ;

2° Aucun précipité. Par addition d'une solution de phosphate de soude hydraté ; il se forme un précipité blanc cristallin : *urate de magnésie*.

II. *Il n'en résulte pas de coloration pourpre.*

Remarquer en même temps si une portion du calcul fond lorsqu'on l'expose à la flamme du *chalumeau*.

  a. Il fond *(calcul fusible)*. On traite le résidu par l'acide acétique :

    1° Il se dissout. On ajoute à cette solution un excès d'ammoniaque, et il se forme un précipité blanc : *phosphate ammoniaco-magnésien* ;

    2° Au cas où le résidu de la fusion serait insoluble dans l'acide acétique. On le traiterait par HCl ; il se dissout. On ajoute à la solution de l'ammoniaque ; un précipité blanc se formant alors, indique du *phosphate de chaux*.

    Le phosphate ammoniaco-magnésien et le phosphate basique de chaux ordinaire se trouvent souvent mélangés dans les mêmes connextions calculeuses.

  b. Il ne fond pas ;

    1° On mouille le résidu avec de l'eau et on essaie au papier réactif la réaction du liquide : elle n'est pas alcaline. On traite le mélange par l'acide chlorhydrique ; il se dissout sans effervescence. On ajoute au tout un excès de solution ammoniacale ; il se forme un précipité blanc : phosphate de chaux. Les calculs de phosphate de chaux sont rares ; mais on en a cependant signalé.

    2° On traite la poudre du calcul par l'acide acétique ; elle ne se dissout pas. On traite le résidu de la calcination par l'acide acétique ; il se dissout avec effervescence : *oxalate de chaux* (1) ;

    3° La poudre primitive du calcul se dissout avec effervescence lorsqu'on la traite par l'acide acétique : *carbonate de chaux*.

---

(1) Par calcination l'oxalate de chaux est converti en carbonate de chaux, qui se dissout avec effervescence. Mais, si l'action de la chaleur a été plus forte encore, le carbonate de chaux est alors décomposé en chaux vive, qui ne fait plus effervescence par addition d'un acide.

B. *Il n'y a pas le résidu.* On applique la réaction de la murexide.

    I. Il se développe une coloration pourpre.

        a. On mélange une petite quantité de la poudre du calcul avec un peu de chaux et on mouille avec un peu d'eau : l'ammoniaque est mise en liberté et un papier réactif suspendu au-dessus de la masse en réaction devient bleu : *urate d'ammoniaque.*

        b. Il ne dégage pas d'ammoniaque : *acide urique.*

    II. Il ne se développe pas de coloration pourpre.

        a. Mais la solution d'acide nitrique a viré au jaune lorsqu'on l'a évaporé avec la poudre du calcul et a laissé un résidu insoluble dans le carbonate de potasse : *xanthine.*

        b. La solution nitrique a tourné au brun et a laissé un résidu soluble dans l'ammoniaque : *cystine.*

        c. Le calcul, mou quand il est frais, est brun-noir et fragile en séchant et se ramollit lorsqu'on l'humecte. Il est soluble dans l'éther en donnant une masse amorphe après évaporation du véhicule, et cette masse vire au violet par la chaleur. Il se dissout dans l'acide nitrique avec dégagement gazeux mais sans changement de couleur : *urostéalithe.*

Un autre mode d'analyse plus rapide, mais suffisant cependant pour l'emploi pratique dans la plupart des cas est le suivant :

Pulvériser une portion du calcul et la calciner sur une lame de platine.

A. *Elle laisse un résidu fixe.* Essayer la réaction de la murexide sur une portion de la poudre jaunâtre du calcul.

    I. On obtient une coloration pourpre. La masse du calcul se compose d'*acide urique ou d'acide urique uni à ses sels.*

    II. On n'obtient pas de coloration pourpre. Noter d'autre part si un fragment du calcul primitif fond dans la flamme du chalumeau.

        a. Il fond (calcul fusible). La masse du calcul se compose de *phosphate ammoniaco-magnésien* contenant aussi probablement du phosphate de chaux.

        b. Il ne fond pas. On traite le même calcul primitif eu poudre par l'acide acétique.

1° Il ne se dissout pas. On traite le résidu après calcination avec le même acide acétique. Il se dissout avec effervescence : La base du calcul est l'*oxalate de chaux*.

2° Mouiller le résidu, après incinération avec de l'eau et l'essayer au papier de tournesol ; il n'est pas alcalin. On traite le résidu par HCl ; il se dissout sans effervescence. Ajouter de l'ammoniaque en excès ; il se produit un précipité blanc de *phosphate de chaux*.

3° La poudre du calcul primitif se dissout avec effervescence. La masse du produit est composé de *carbonate de chaux*.

B. *Il ne donne pas de résidu fixe.* On applique la réaction de la murexide.

    I. On obtient une coloration pourpre. La masse du produit est l'*acide urique ou l'acide urique et sans composés (volatif-urate acide d'ammoniaque)*.

    II. On n'obtient pas de coloration pourpre, voir précédemment.

APPENDICE

Manière de présenter les résultats de l'examen

Pour systématiser et faciliter le travail d'examen d'une urine, il y a lieu de diviser les rapports analytiques d'après les données elles-mêmes du travail. Dans ce but, aussi bien pour le service hospitalier que pour la clientèle, nous recommanderons, comme la plus convenable et la plus rapide, une forme de bulletin imaginée par Heller.

On peut faire imprimer d'avance ces bulletins ; mais, comme le dit Heller, en pliant en quatre une feuille de papier à lettre, ou en prenant une demi-feuille de papier ordinaire, on peut facilement le composer de la façon indiquée ci-dessous :

PROPRIÉTÉS PHYSIQUES

Quantité passée en 24 heures :
Couleur et réaction :
Densité et caractères du sédiment :

ÉLÉMENTS NORMAUX

Uph. (Urophéine).
Ux. (Uroxanthine).
$\overset{+}{U}$. (Urée).
$\overset{-}{U}$. (Acide urique).

Cl. (Chlorures).
Tph. (Phosphates terreux).
Aph. (Phosphates alcalins).
S. Sulfates.

ÉLÉMENTS ANORMAUX

SÉDIMENT

CONCLUSIONS

Comme abréviations, l'on emploiera pour les éléments importants le signe « + » en cas d'augmentation, et le signe « — » en cas de dimidution, ainsi que la lettre « n » pour la normale. En cas d'augmentation considérale, ou de diminution très grande, on ajoutera les lettres « gr. » devant les signes + ou —.

Personnellement, j'ai, aux quatre cases indiquées par Heller, ajouté une cinquième destinée à recevoir les conclusions ou le diagnostic.

Pour l'indican, nous avons aussi préféré et substitué le mot indican « ind. », à uroxanthine.

Supposons maintenant que nous ayions fait un examen urinaire, nous l'exposerons avec les résultats suivants :

PROPRIÉTÉS PHYSIQUES

Quantité en 24 heures : 500 c.c.
Couleur : jaune très pâle. — Réaction : acide.
Densité : 1005. — Sédiment : moyen, floconneux.

ÉLÉMENTS NORMAUX

Uph. gr —		Cl. n
Ind. f +		Tph. —
$\dfrac{+}{V}$ $\Big\}$ f —		Aph $\Big\}$ —
$\dfrac{\overline{\quad}}{V}$		S

ÉLÉMENTS ANORMAUX EN SOLUTION

Albumine, 2 pour 100

SÉDIMENT

Nombreux cylindres graisseux.
Cellules grasses   libres.
Globules huileux   libres.

CONCLUSIONS

Diagnostic. — Néphrite parenchymateuse,
                    Chronique.
                    Reins gras.

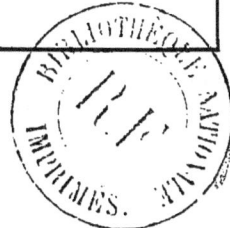

BIBLIOTHÈQUE R. F. IMPRIMÉS

TABLE DES MATIERES

INTRODUCTION

PREMIÈRE PARTIE

DEUXIÈME PARTIE

TROISIÈME PARTIE

APPENDICE

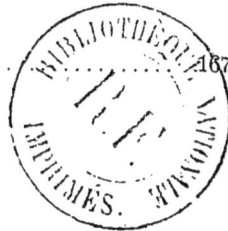

A. WALLON, Imprimeur-Éditeur, VICHY. — 10-95.

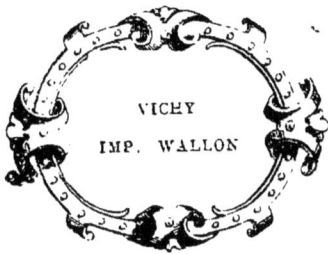

VICHY
IMP. WALLON

www.ingramcontent.com/pod-product-compliance
Lightning Source LLC
Chambersburg PA
CBHW072355200326
41519CB00015B/3768